U0333407

# 现代髋关节保护：

# 病理生理学和外科治疗的新见解

Modern Hip Preservation:

New Insights In Pathophysiology And Surgical Treatment

主　编 ◎ [德]莱因霍尔德·甘茨（Reinhold Ganz）

主　译 ◎ 许　鹏

副主译 ◎ 李　辉　汪　兵

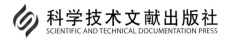

科学技术文献出版社
SCIENTIFIC AND TECHNICAL DOCUMENTATION PRESS

·北京·

**图书在版编目（CIP）数据**

现代髋关节保护：病理生理学和外科治疗的新见解 /（德）莱因霍尔德·甘茨（Reinhold Ganz）主编；许鹏主译. —北京：科学技术文献出版社，2023.8

书名原文：Modern Hip Preservation: New Insights In Pathophysiology And Surgical Treatment

ISBN 978-7-5235-0584-7

Ⅰ.①现… Ⅱ.①莱… ②许… Ⅲ.①髋关节—关节疾病—诊疗 Ⅳ.① R684

中国国家版本馆 CIP 数据核字（2023）第 157140 号

著作权合同登记号 图字：01-2023-3232

**现代髋关节保护：病理生理学和外科治疗的新见解**

策划编辑：张 蓉 责任编辑：崔凌蕊 郑 鹏 责任校对：张 微 责任出版：张志平

| | |
|---|---|
| 出 版 者 | 科学技术文献出版社 |
| 地 址 | 北京市复兴路15号 邮编 100038 |
| 编 务 部 | （010）58882938，58882087（传真） |
| 发 行 部 | （010）58882868，58882870（传真） |
| 邮 购 部 | （010）58882873 |
| 官 方 网 址 | www.stdp.com.cn |
| 发 行 者 | 科学技术文献出版社发行 全国各地新华书店经销 |
| 印 刷 者 | 北京地大彩印有限公司 |
| 版 次 | 2023年8月第1版 2023年8月第1次印刷 |
| 开 本 | 889×1194 1/16 |
| 字 数 | 240千 |
| 印 张 | 10.25 |
| 书 号 | ISBN 978-7-5235-0584-7 |
| 定 价 | 118.00元 |

# 主译简介

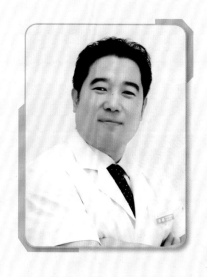

许　鹏

一级主任医师，博士，西安红会医院副院长，西安红会医院关节病医院院长，西安交通大学博士研究生导师。

中国首届"白求恩式好医生"荣誉称号获得者，陕西省"高层次人才特殊支持计划"科技创新领军人才，陕西省"新世纪三五人才工程"入选者。

现任中华医学会骨科学分会关节外科学组委员，中国医师协会骨科医师分会髋关节学组副组长，中国医师协会骨科医师分会关节学组委员，中国中医药研究促进会骨伤科分会副主任委员，国际骨循环研究会中国区常务委员等。

主要从事骨关节炎、股骨头坏死及膝髋部相关疾病的发病机制及临床诊疗研究，膝髋人工关节置换术的临床应用。擅长股骨头坏死、骨关节炎、发育性髋关节发育不良、类风湿性关节炎、强直性脊柱炎及大骨节病的手术、非手术治疗，对髋膝人工关节置换术有扎实的理论基础及丰富的操作经验。曾先后赴德国埃尔朗根－纽伦堡大学、英国伦敦大学学院、英国曼彻斯特大学及其附属医院、加拿大西安大略大学附属医院关节中心、中国台湾花莲慈济医学中心等进行科研工作及交流学习。

近年来主要承担及负责国家级、省部级科研项目10余项，科研成果先后获省级、市级科学技术奖6项。发表论文150余篇，其中SCI收录100余篇；主译专著1部，作为副主编出版西安交通大学研究生教材1部，参编参译著作5部。先后获国家级、省部级、市级授予的荣誉10余项。

## 译者名单

主　译　许　鹏

副主译　李　辉　　汪　兵

译　者（按姓氏笔画排序）：

　　　　许　珂　　许　鹏　　李　辉　　汪　兵　　张　亮　　张斌飞

　　　　侯卫坤　　郭建斌　　鲁　超

# 原著序言

髋关节是一个相当简单的球窝关节结构，但如同膝关节和踝关节，它也是承担着人体日常一切运动和活动的重要关节。虽然简单，但在我看来，基于以下原因，它理应被当做"髋关节系统"看待。

解剖结构（包括股骨颈、股骨头、髋臼、盂唇和关节囊）存在个体差异性。这种差异性的出现不仅是因为大小有别，更主要的是由髋臼、股骨颈的前倾角和外展角、股骨头的覆盖率和形状、股骨颈的颈干角和长度、髋关节运动学和受力等情况所致。

任何解剖结构的改变（包括看似微不足道的变化）及随之而来的运动功能异常，可引起不可逆且呈进行性的结构改变，进而损害髋关节功能复合体，最终引起患者的疼痛和跛行。

髋关节骨关节炎是一个或多个解剖异常渐次演化的最终结局，髋关节系统紊乱，导致关节不可逆的退行性改变。

理解不同病理、病情演变有助于开发或选择针对性的和预防性的矫形手术，从而避免或延缓髋关节置换术。后者虽然疗效可靠，但一旦施行则不可逆转。

髋关节保护外科学理念始于19世纪80年代，由思路开阔、灵感频现的Reinhold Ganz教授提出，要求所有的保髋外科手术都必须知晓并且重视股骨头的血供，这一理念与我的"髋关节系统"理念不谋而合。

在重视股骨头血供的前提下，所有的外科干预共同的目的均为重建股骨头的自然球形结构及髋臼对其适度的覆盖，这是一个"恢复正常"的外科手术，需要知识、创新、奉献精神和娴熟的手术技巧。

本书涵盖了所有的髋关节骨关节炎前病变，内容涉及了从病理机制到外科治疗的方方面面。Ganz教授和他领导下的GICCA（Gruppo Italiano di Chirurgia Conservativa dell'Anca）小组提供的大量杰出病例更是让人叹为观止。

我在课堂中一直使用"髋关节系统"教育医学生，这一理念完美契合本书精神。作为GICCA的一员，我很荣幸能为本书做序。

Orthopaedics and Traumatology
University of Pavia, Pavia, Italy
Francesco Benazzo

# 原著前言

矫正骨骼畸形是人类古老的追求。法国医师 Nicolas Andry（1658–1742 年）设计的扭曲小树，用以代表脊柱畸形的预防和保守治疗，便是最好的例证。如今这已成为众多骨科协会和期刊的标志。直到一百多年前，无菌术、麻醉和放射成像技术的出现和成熟才让手术干预畸形成为可能。最早仅仅是骨折后的复位或者关节强直后的力线矫正，没有内固定，形成假关节是治疗的最终目的。20 世纪 20 年代 Smith-Petersen 使用凸缘钉率先尝试了髋关节的内固定，而 McMurray 则首创了髋关节病的截骨矫形术，并于 1939 年发表。在随后的 30 年中各骨科中心尝试了为数不少的成人髋关节截骨术，其中大多数是股骨内翻截骨术，其适应证几乎都是确定的骨关节炎。随着 20 世纪 70 年代人工髋关节置换术的引入，因其可改善功能、缓解疼痛且可靠持久，成人髋关节保护外科学逐渐式微，以至于现在的年轻骨科医师在培训过程中可能都未见过髋关节截骨术。

20 世纪 80 年代开始，保留自然髋关节的尝试又逐渐兴起。其缘由是发现遭受髋关节疼痛的年轻患者竟远多于预期，而这些年轻患者接受髋关节置换术后远期假体生存率堪忧。正是因为对髋关节和骨盆血液供应的进一步研究，对髋关节退变机制的深入理解，以及外科技术的迭代与成熟，使得年轻患者髋关节在发生确定性退变之前得以有效治疗。

同时全世界范围内掀起了持续性的保髋热潮，只不过适应证从确定性退变变成了中青年髋关节病痛。行髋关节外科脱位术的初衷是治疗关节内疾患（1996 年首次用于髋关节滑膜软骨瘤病），其随后成为了关节内手术的主要方式。由此髋关节撞击综合征的概念得以确定，并且已经成为髋关节退变的原因之一。与此同时，Bernese 髋关节周围截骨术也被广泛接受，成为各种髋关节发育不良矫正的利器。髋关节保护外科蓬勃发展，并逐渐在关节外科领域中占有一席之地。

10 多年前，GICCA 小组在意大利北部成立，目的是实施原则，建立规范。与此同时数百例髋关节保护外科手术得以开展。本书通过系统地讲述 GICCA 小组的临床经验，以深化髋关节保护外科知识和理念。

Bern, Switzerland

Reinhold Ganz

# 原著致谢

15 年前在 Giorgio Curradini 的倡导下 GICCA 小组在意大利北部成立，期间践行保髋外科理念，也实施了数百例保髋外科手术。这个小组的建立使得我们可以积累经验，讨论这一相对新兴领域内的新进展和演变。毫无疑问，Curradini 在复兴保髋外科的领导力至关重要。我们将其汇总成本书，使其可以不断更新手术经验和学术进展，乃至引领保髋外科的发展方向。

我们必须感谢 Stefano Lanfranco 无与伦比的执行力，没有她持之以恒的督促和编辑，本书不可能如期出版。

最后不能不提的是，感谢出版社的信任和支持，让本书得以面世。

从某种程度上来说，髋关节保护外科学的复兴是历史车轮前进的必然。

说复兴是因为就髋关节外科学而言，其肇端正是髋关节保护，而不是目前占主导地位的髋关节置换术。1828年11月22日 Rhea Barton 在没有麻醉和无菌术的情况下，用普通家用锯片截去一小段股骨近端，让一位髋关节强直患者重获活动度达6年之久！髋关节外科学的序幕也就此拉开，从 Kirmisson、Schanz、McMurray 截骨术到 Colona、Salter、Wagner 关节成形术，从股骨侧到髋臼侧，髋关节保护外科已雏形初具，曙光渐露。

但从20世纪60年代起，髋关节置换术逐渐兴起。其原因有二：其一是受彼时患者需求的推动作用，当时医学家们面对的患者大多是重度畸形或关节强直，切除并以各种材料替代病变关节显然是更正确的选择；其二是受医学发展的阶段所限，对髋关节覆盖不足、包容过度或撞击的认识必然晚于各种显著的畸形或病变，而后者是替代医学的舞台。

随着人类生活水平的提高和医学科学的发展，更多早期或者"轻微"髋关节疾病的患者也来求医问药。当时有关髋关节保护的外科手段有限且疗效不可靠，人们不得不面对"要么换关节，要么等着换"的窘境。伯尔尼大学 Ganz 教授发明的 Bernese 髋臼周围截骨术和外科脱位技术改变了上述情况。髋关节保护外科学也逐渐从舞台的边缘逐渐走到聚光灯下。

本书是由 Ganz 教授领导的意大利保髋团队的经验总结，其中不光有技术细节和流程示范，更有长达十几年的随访和效果展示。书中大量令人震撼的病例必将大大鼓舞国内保髋同道的信心。许鹏教授团队第一时间将本书翻译成中文以飨读者，也为国内的保髋学科发展做出卓著的贡献。

髋关节保护外科学的进一步发展是历史发展的必然。目前占主导地位的髋关节置换是切除（resection）和替代（replacement），其发展的潜力依赖于替代物（也就是材料科学）和替代技术（如智能手术技术）的进步。但髋关节保护外科学允许我们修复（repair）甚至再生（regenerate）关节组织，整个生命科学的发展都将转化为髋关节保护的手段，其潜力无疑是更广阔、更不可限量的。所以，我们有理由相信，髋关节保护外科学的明天会更好！

上海交通大学医学院附属新华医院骨科主任
中华医学会骨科学分会保髋学组组长
中国医师协会骨科医师分会保髋学组组长

历史前行的缰绳系于普罗大众还是英雄伟人之手？这可能是一个颇具争议的话题。但就学科甚至科学发展的决定性力量而言，这一答案是相对明确的。如法拉第之于电学、麦克斯韦之于电磁学、巴斯德之于微生物学，牛顿、爱因斯坦和霍金之于物理学……说这些科学巨匠缔造或推动了各自学科并不会引起太大争议。Ganz教授之于髋关节保护外科即属此列。

目前越来越多的证据表明绝大多数髋关节退变都继发于显著或轻微的畸形，常见的如髋臼浅平、后倾，股骨异常扭转、头颈隆突等。Ganz教授发明的Bernese髋臼周围截骨术、髋关节外科脱位为矫正这些畸形打开了一扇大门。毫不夸张地说，除关节镜技术以外，近40年髋关节保护外科学的进步大多建立在这两项技术的基础之上。

15年前在Ganz教授的指导下，意大利北部成立了GICCA并自此完成了数百例保髋手术，本书即是这数百例手术的经验总结与成果展示。在拿到本书的英文版之后我几乎是一口气读完，其阐述之精微、立论之精妙令人叹为观止。独乐乐不如众乐乐，所以立刻组织团队将其翻译出来以飨读者。

全书共15章，组织合理，脉络清晰，可以分为三部分。第1～3章可以看做基础知识，详细讲述了髋关节血管解剖及两个常见病，即髋关节发育不良和撞击综合征；第4～14章重点介绍了目前保髋最常用的技术及其临床应用，是本书的重头戏；第15章是优秀病例展示，更是"保髋"魅力展示，读完不禁令人回味无穷。

就全世界范围而言，髋关节保护外科已经从小众学科跃居于学术舞台中央。近年来，国内也兴起了保髋热潮，已经开展或者准备开展保髋手术的医院越来越多。希望本书能够帮助更多同道，造福更多患者，助力健康中国事业稳步前进。

# 目 录

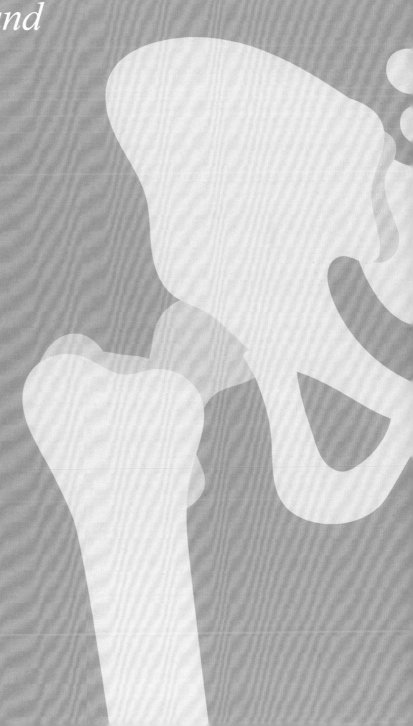

# 第一章
# 髋关节的血管解剖：最新进展

*Morteza Kalhor and*
*Reinhold Ganz*

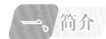

## 一、简介

骨盆和髋关节的血管解剖，特别是股骨头的血供解剖，多年来一直是研究的重点。解剖学书籍和文献已经描述了常规的髋关节血管解剖。Tuker 和 Trueta 先后于 1949 年和 1953 年使用染色剂灌注血管后得出结论：旋股内侧动脉是股骨头的主要供血血管。他们的研究结果被随后的多个研究证实。尽管髋关节血管解剖知识由来已久，但股骨头坏死仍然是髋关节手术后的主要并发症之一，这令人费解。

动脉染色剂灌注研究揭开了真相，外科操作或创伤引起的旋股内侧动脉囊外段损伤是股骨头血供受损的常见原因。Gauthier 等证实，在常规的髋关节手术中，切断外旋短肌群常导致旋股内侧动脉损伤。髋关节外科脱位术为骨科医师提供了一种可以充分显露整个髋关节的实用方法，并且可以最大限度地降低、甚至消除股骨头缺血性坏死的风险。

尸体灌注研究精确细致地描述了髋关节和髋臼的血管解剖，这为后续各种髋关节手术方式的创新奠定了基础。现在可以安全地将股骨头从髋臼中脱出，并直视下处理各种关节内的疾病，没有或几乎没有股骨头缺血性坏死的风险。囊外处理关节内问题的手术方式也被直接的囊内手术所取代。当然，这些复杂手术获得良好疗效的前提是完整地保护股骨头供血血管的囊外段和囊内段。

本章的目的是展示髋关节和髋臼供血血管的外科解剖。这些发现都是在新鲜尸体上进行动脉灌注后的解剖所见，对各血管从起始段到终末分支都进行了追踪。

## 二、局部解剖

骨盆外的血供主要来自 5 支血管：旋股内侧动脉（MFCA）、旋股外侧动脉（LFCA）、臀上动脉（SGA）、臀下动脉（IGA）及闭孔动脉（OA）。

## 三、旋股外侧动脉、旋股内侧动脉的走行和分布

旋股外侧动脉和旋股内侧动脉通常起源于骨盆外的股深动脉或股动脉（图 1.1）。

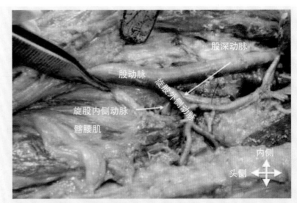

图 1.1　向远端牵开缝匠肌和股直肌后，腹股沟韧带以远右髋关节前侧解剖结构示意

### 1. 旋股外侧动脉

旋股外侧动脉通常起源于股深动脉，从股直肌深层向外横向穿行。在发出降支和横支后，旋股外侧动脉继续向外侧阔筋膜张肌走行，并延续为升支（图 1.1）。旋股外侧动脉升支分出关节囊支，恒定的供应前关节囊（图 1.2）。

此外，旋股外侧动脉升支发出 1 ~ 2 个分支，作为前支持带动脉，为股骨头提供血运（图 1.3）。

在为阔筋膜张肌提供血液后，旋股外侧动脉升支转向头侧，穿过髋关节囊的前外侧至髋臼上方。旋股外侧动脉升支在走行途中为髋关节外展肌（臀中肌和臀小肌）前部、髋关节囊

的前外侧提供血液（图 1.4）。旋股外侧动脉升支最后与臀上动脉的髋臼上支吻合，参与构成髋臼周围血管环（图 1.5）。

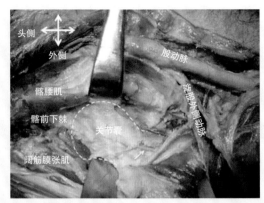

箭头：旋股外侧动脉的关节囊支；虚线：股骨头的位置
图 1.2　牵开右髋关节前方肌肉后，显示旋股外侧动脉的关节囊支

（获准摘自 [11]）

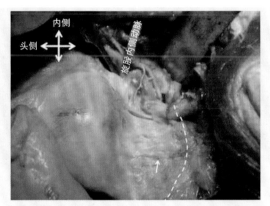

箭头：旋股外侧动脉的支持带动脉；虚线：关节囊的边界
图 1.3　关节囊切除后的右髋关节前部

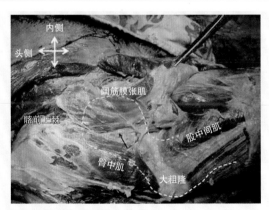

虚线：股骨头轮廓；箭头：旋股外侧动脉肌支
图 1.4　右髋关节前外侧，旋股外侧动脉供应阔筋膜张肌和外展肌，阔筋膜张肌被翻转开来以显示其下面的结构

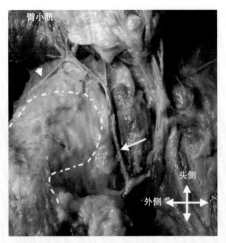

长箭头：旋股外侧动脉的升支；短箭头：臀上动脉的髋上支；虚线：股骨头轮廓
图 1.5　右髋关节前外侧表面，显示旋股外侧动脉的升支和臀上动脉的髋上支之间的吻合

### 2. 旋股内侧动脉

#### （1）囊外走行

旋股内侧动脉多起源于股深动脉的后内侧，较少情况下起源于股动脉（图 1.1）。旋股内侧动脉向内侧走行，然后向后穿入髂腰肌和耻骨肌之间。旋股内侧动脉在转向外侧之前先向后走行，除供应髋关节囊和内收肌外，还为股骨头供血（图 1.6）。第一支股骨头供应动脉在其股骨附着处附近穿过内侧关节囊，进入关节（图 1.7）。

在髋关节的后方，旋股内侧动脉沿闭孔外肌的下缘向外走行，从股方肌和闭孔外肌肌腱

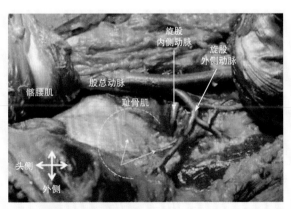

箭头：旋股外侧动脉的关节囊支；虚圆线：股骨头
图 1.6　髂腰肌近端牵开后，显示右髋关节前侧和旋股动脉的解剖位置

近大粗隆止点处穿出（图 1.8）。在发出大粗隆分支后，旋股内侧动脉紧贴闭孔外肌肌腱后方并越过后者，向内上方走行并进入关节（图 1.9）。

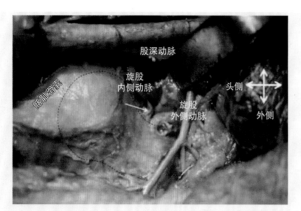

箭头：内侧支持带动脉分支在进入关节囊之前的走行
图 1.7 旋股内侧动脉发出内侧支持带动脉分支，该分支进入关节囊之前的走行

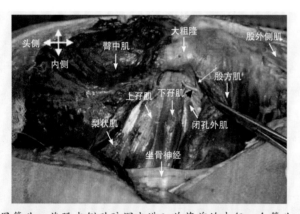

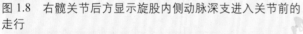

黑箭头：旋股内侧动脉深支进入关节前的走行；白箭头：粗隆支
图 1.8 右髋关节后方显示旋股内侧动脉深支进入关节前的走行

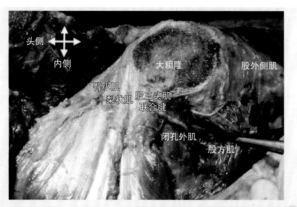

图 1.9 与图 1.8 相同，切除臀中肌和股外侧肌后的解剖结构

## （2）囊内走行

旋股内侧动脉的终末支在髋关节的后外侧，于闭孔外肌和联合腱之间穿入关节囊（图 1.9）。进入关节后，旋股内侧动脉分出 2 ～ 6 个分支，在颈部的后外侧表面向股骨头方向走行，同时被支持带覆盖和固定（图 1.10）。关节内下方的支持带动脉，即旋股内侧动脉的第一个分支，穿透关节囊进入关节。在关节内，该分支作为内侧支持带动脉位于股骨颈的内侧或后侧，在一个相对坚韧但可移动的韧带组织——Weitbrecht 韧带表面向股骨头走行（图 1.11）。这种相对的活动度使下支持带动脉在一些股骨颈骨折中免于损伤。在关节内手术中，移动该

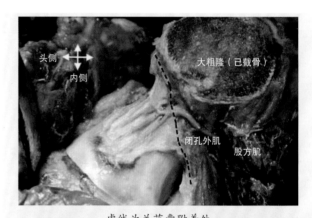

虚线为关节囊附着处
图 1.10 切除关节囊的髋关节后方，显示旋股内侧动脉进入关节后的末端分支

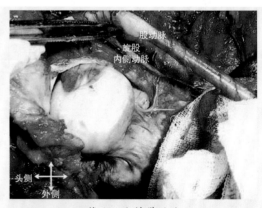

箭头：支持带动脉
图 1.11 髋关节前内侧，显示 Weitbrecht 韧带表面的内侧支持带动脉

（获准摘自 [11]）

动脉要比移动上支持带动脉容易得多。股骨头骨折脱位时，该动脉还为股骨头骨折的 Pipkin 骨折块提供血运。与文献中经常提到的不同，股骨头下和股骨颈基底的血管环很少可在关节囊内见到。

## 四、臀上下动脉与闭孔动脉的分布和走行

臀上动脉、臀下动脉和闭孔动脉均起自盆腔内，从髂内动脉分出。

### 1. 臀上动脉

在臀大肌和臀中肌的深层，臀上动脉自坐骨大切迹顶部，于梨状肌上方，从盆腔穿出（图 1.12）。臀上动脉穿出后转向前方和外侧，分出肌肉支和骨膜支分别供应臀肌和髋臼。髋臼上动脉是最大的骨膜分支，从髋臼后内侧向前外侧走行，沿行被臀小肌覆盖并保护。其末端 1/2 位于臀小肌深层的骨膜表面。髋臼上动脉向髋关节囊发出多条小动脉，最后与旋股外侧动脉的升支吻合（图 1.13）。盆腔内和盆腔外的动脉在髂前上、下棘之间及其周围的区域形成吻合支，但吻合支数量和位置变异较大。

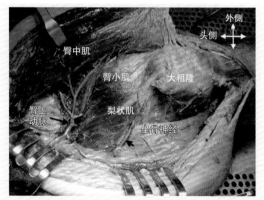

长箭头：臀上动脉的分支；短箭头：臀下动脉的分支
图 1.12 右髋关节后侧，牵开臀中肌和臀大肌后，显露臀上动脉的分支

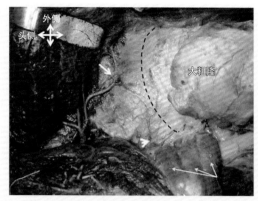

箭头：臀下动脉的髋臼支；细箭头：髋三头肌（上孖肌、下孖肌、闭孔内肌）；虚线：关节囊的附着点
图 1.13 髋关节后侧，拉开外旋短肌和臀肌，显露臀上动脉的髋臼上支

（获准摘自 [11]）

### 2. 臀下动脉

臀下动脉从髂内动脉分出，沿着坐骨神经后内侧向远端走行（图 1.14）。臀下动脉分出肌肉支和骨膜支供应髋关节外旋短肌和髋关节周围骨质，这些分支绕行坐骨神经浅层或深层。臀下动脉通过在外旋短肌周围与旋股内侧动脉的吻合支恒定地为股骨头提供血运。该吻合支通常从下孖肌和股方肌之间起自髋臼深支（图 1.15），于外旋短肌表面从近端由肌肉支发出分支与旋股内侧动脉吻合相对少见。

作为一个重要的解剖学变异，在约 15% 的髋关节中，臀下动脉取代旋股内侧动脉，成为

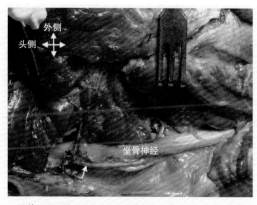

白箭头：臀下动脉；黑箭头：臀下动脉关节支
图 1.14 髋关节后方，显示臀下动脉相对于坐骨神经和外旋短旋肌的走行和分支，拉钩牵开了股方肌

股骨头后方的主要供应血管。供应股骨头的动脉通常在坐骨小切迹或坐骨棘的水平从臀下动脉分出，通常位于坐骨神经的深层。臀下动脉向前面和外侧走行，首先于下孖肌和股方肌之间走行，然后走行于联合腱和闭孔外肌肌腱之间（图1.16）。该分支不会像旋股内侧动脉深支那样越过闭孔外肌肌腱，但最后像旋股内侧动脉深支一样紧邻联合腱穿入关节囊。

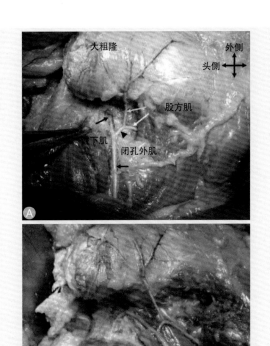

图1.16　A.右髋关节后方，显示臀下动脉主导股骨头血供，是一种解剖学上的变异；B.切除除过闭孔外肌的外旋肌后，臀下动脉分支直接进入支持带血管束，而旋股内侧动脉的深层分支是一个小型的血管吻合口。黑箭头：臀下动脉的分支；白箭头：旋股内侧动脉的深部分支；黄箭头：粗隆支；黑三角箭头：两者之间的吻合

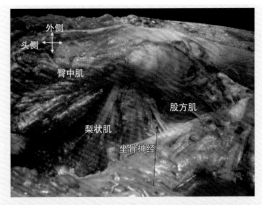

箭头：臀下动脉的远端髋臼支

图1.15　髋关节后方显示臀下动脉的远端髋臼支对股骨头的血供

### 3. 闭孔动脉

闭孔动脉与闭孔神经在盆腔内伴行，经闭孔离开骨盆后主要供应腘绳肌和内收肌。闭孔动脉分出髋臼支为髋臼供血（图1.17）。闭孔动脉还通过圆韧带对股骨头供血，但在成年人中这部分血供并不重要。在髋臼球形截骨术中（该截骨方式非常靠近髋臼），闭孔动脉就成为髋臼骨块的主要血供来源之一。

## 五、髋臼周围血管环

在臀肌和外旋短肌的深层，髂骨外表面有一个骨膜血管网，主要由臀上动脉和臀下动脉分支构成（图1.18）。

源自臀上动脉的血管构成了这个骨膜血管网的上半部分。臀上动脉最大的骨膜支是髋臼

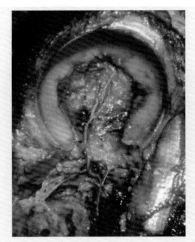

图1.17　髋关节动脉主要由闭孔动脉滋养

上支。源自臀下动脉的动脉分支形成这个网络的下半部分。臀上动脉、臀下动脉骨膜支的吻合支，以及臀上动脉、臀下动脉与旋股内侧动

脉、旋股外侧动脉之间的吻合支，构成了所谓的髋臼周围血管环。该动脉环在髋臼前部和内侧还接受骨盆内血管的汇入。髋臼周围血管环为髋臼骨质、关节囊和髋臼盂唇提供血运及营养支持。

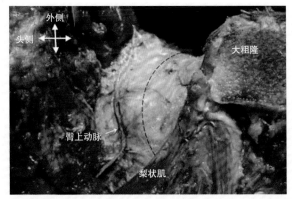

箭头：臀上动脉的髋臼分支供应的血管环上部；虚线：髋臼缘

图 1.19　由臀上动脉的髋臼分支供应的血管环上部

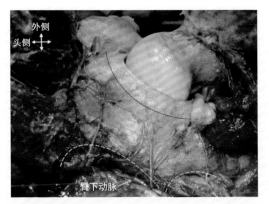

黑虚线：关节囊足迹；白虚线：坐骨大切迹和小切迹

图 1.18　右髋关节的后方，显示由 2 条臀部动脉形成的髋臼周围血管环

（获准摘自 [11]）

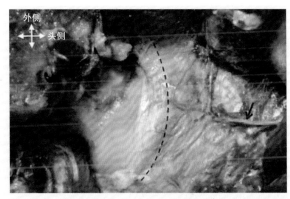

图 1.20　箭头示臀上动脉的髋臼上支供养的上部血管环。由关节囊穿支的骨膜血管构成的盂唇部血管（虚线显示了关节囊与髋臼的走行）

（获准摘自 [11]）

## 六、关节囊和盂唇的血供

髋关节囊的血供有 3 个来源：髋臼侧血管（主要来自髋臼周围的血管环）、股骨侧血管（来自旋股内、外侧动脉），以及被覆肌肉和肌腱的穿支血管（图 1.19）。所有这些血管都进入但不穿透关节囊，相互间有不同程度的吻合。关节囊血管通过关节囊表面浅层血管与髋臼骨质相连，但仅存在于其上覆盖肌肉未从关节囊剥离（通常发生于手术显露）的情况下。

髋臼盂唇的血液供应完全源于髋臼周围血管环的分支（图 1.20）。这些血管的数量和分布在盂唇的不同部位变异很大，但在关节的后上部更为集中。它们穿过骨膜下的关节囊后方到达盂唇的非关节面，此处由滑膜组织覆盖，与关节囊的滑膜层相通。与以前的研究结果相反，关节囊、滑膜和髋臼骨质在盂唇膜的血供中没有直接作用。

## 七、髋臼的血供

髋臼从骨内及骨外血管获得血液供应。营养动脉通过血管滋养孔提供骨内供应。它们从盆腔的内表面或外表面进入骨内。这些血管的数量和大小变异很大。最大的营养动脉来自髂腰动脉，其在骶髂关节的远端和骨盆缘的前部或后部进入髂骨的内部。髋臼的血液供应由闭孔动脉的髋臼支、源于髋臼周围动脉环的髋臼周围动脉，以及在关节囊和髋臼周围血管的吻合支共同支持。

## 八、髋臼周围截骨术和髋臼骨折后的血供

根据截骨线和关节囊之间的距离，不同手术方式的髋臼截骨可能与不同程度的髋臼缺血有关。在通过后侧和外侧进行的 Bernese 髋臼周围截骨术（periacetabular osteotomy，PAO）中，除闭孔动脉的髋臼分支外，几乎所有的髋臼内和骨外的血液供应都有可能被破坏。截骨越靠近关节囊，发生骨坏死的风险就越高（图 1.21）。髋关节囊和囊周组织之间的血管吻合是通过在关节囊肌肉表面运行的血管建立的。这些血管在关节囊显露过程中会受损，因此在髋臼周围截骨后，不指望关节囊对髋臼循环的血供支持。髋臼骨折后，在广泛的关节囊显露情况下也是如此。采用髋臼周围截骨术，通过改良的 Smith-Petersen 前入路进行手术，不侵扰外展肌，除闭孔动脉的髋关节分支外，还可以部分保留骨外的供应来源（图 1.21）。前方手术入路有助于保护后方和后外侧关节囊表面血管对髋臼的血供。由于截骨是在与髋关节有一定距离的情况下进行的，只要通过臀小肌骨膜下通道完成髋臼上和髋臼后截骨操作，来自臀上动脉

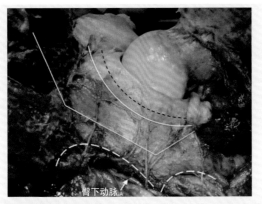

黑虚线：关节囊附着线；白线：血管环内环形截骨平面；黄线：血管环外髋臼周围截骨术的水平；白虚线：坐骨大切迹和小切迹

图 1.21 髋关节上方和后方的骨膜供血
（获准摘自 [11]）

髋臼上支的骨膜血供也可以被保留。

## 九、关节囊切开对股骨头和髋臼循环的影响

所有股骨头支持带的血管都是通过股骨头远端或股骨头圆韧带进入关节的。最主要的 2 个进入点是内下方和后外侧。少量的血管从关节囊的前部进入，很少从股骨后部进入。任何形状和限度的关节囊切开都是安全的，除非该操作波及了血管穿入处。沿着股骨颈轴线的前部和后部纵行切开关节囊是安全的。此外，近端横行关节囊切开，无论是局部还是环形，对股骨头的血供几乎没有影响，而在靠近股骨附着处的远端横行切开关节囊，有很大的风险，除非避开内下方和后外侧区域。"Z"形切口只要其远端避开动脉穿入处，切开关节囊对血管不会有损伤。

关节囊显露（不一定是关节囊切开手术）可能会影响髋臼周围骨的血液循环，因为破坏了关节囊和髋臼周围骨质之间的浅层交通血管。在髋臼周围截骨术和髋臼骨折手术中，当骨折块的血液循环受到影响时，可能会产生不良影响。

## 十、讨论

保髋手术的成功，特别是近年开展的关节内手术，完全依靠着对股骨头和髋臼血液供应的保护。近 20 年来，对旋股内侧动脉关节囊外走行的研究，推动了更安全的髋关节脱位手术的发展。使用扩展的支持带软组织瓣保护囊内或支持带血管，也推动了直接处理股骨头和股骨颈部畸形手术技术的发展（图 1.10，图 1.11，图 1.22）。

旋股内侧动脉发出的内下方和后外侧支持

带动脉是股骨头最主要的供应血管。内侧支持带动脉在股骨颈内侧的支持带结构中向股骨头走行，称为 Weitbrecht 韧带。该韧带仅其两端固定。由于这种延展性，在一些股骨颈骨折中，内侧的支持带动脉可保持完整。Pipkin 骨折通常由这一韧带及其包绕的动脉牵拉固定。在固定 Pipkin 骨折时，保护这条动脉有助于保持骨块的血供。在大粗隆的后方，旋股内侧动脉的深支与闭孔外肌肌腱紧密毗邻，于联合肌腱和闭孔外肌肌腱之间，在梨状窝的前缘穿入髋关节囊，同时部分被联合肌腱的囊性组织覆盖。即使是变异，供应股骨头的主要血管几乎都走行于下孖肌及股方肌之间的区域。

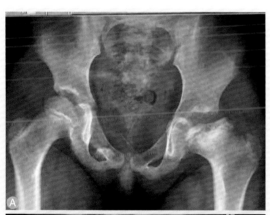
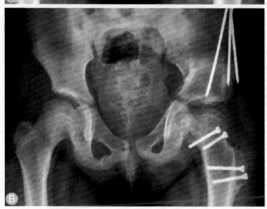

图 1.22 A.Morbus Perthes 外展铰链畸形，继发髋臼发育不良；B. 外科脱位、颈部相对延长术后 1 年

因此，靠近大转子附近的外旋短肌在医源性或外伤性损伤后，有发生股骨头缺血性坏死的重大风险，这在通过 Kocher-Langenbeck 入路固定髋臼骨折时经常能观察到。尤其是在对靠近关节囊附着处的闭孔外肌和联合肌腱进行切开后，情况更糟糕（图 1.23）。如果想减少血管损伤的风险，必须在距大粗隆后缘至少 2 cm 的地方进行切开。另外，在创伤性髋关节脱位中，肌肉的完整性，尤其是闭孔外肌完整是股骨头血供完好的标志。

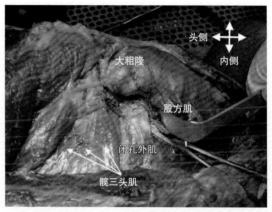

图 1.23 牵拉股方肌上缘，并抬起闭孔外肌肌腱，显露粗隆区域。在 Kocher-Langenbeck 入路中，需要切断外旋肌，包括闭孔外肌和联合肌腱，这将破坏股骨头的血液供应

关节囊切开术本身对股骨头的血管几乎没有不利的影响，除非关节囊的股骨头附着处的营养动脉被损伤。

关节囊切开后，可以发现股骨颈后外侧和后内侧的支持带血管。后外侧支持带动脉是股骨头的主要血管，它们被支持带结构固定在颈部，只能通过关节囊外远端和骨膜下扩展将支持带软组织瓣向远端移动（图 1.24）。后内侧支持带动脉通常在支持带褶皱中运行，相对更容易移动（图 1.11）。

对骨盆血液供应的研究证实了髋臼周围截骨术在骨块血流灌注方面的安全性。髋臼周围截骨术后的骨坏死仅是理论上的，在矫形的过程中，骨盆外血管可能会被拉长（图 1.25），但几分钟后血液灌注即可恢复正常。有学者推测，在行髋臼周围截骨术的同时切开关节囊，可能会影响髋臼的血液循环。同样地，在骨折手术中，保留髋臼的关节囊附着可以保护髋臼壁骨块的血运。考虑到关节囊血管的解剖，显露关节囊可能会损伤髋臼血供的关节囊支，而切开关节囊不会。前者会影响从后方和侧方进入髋臼的血供。

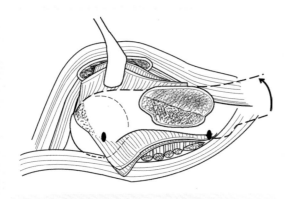

黑点：软组织瓣的长度，从小粗隆到头颈交界处

图 1.24　延伸的支持带软组织瓣内含通往股骨头的血管
（改良自 Ganz 等 [17]）

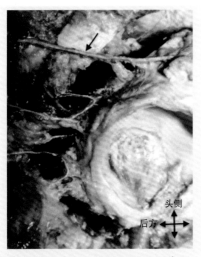

图 1.25　髋臼周围截骨术后的髋臼周围血管环，显示髋臼周围血管的功能。髋臼骨块可能会暂时牵拉骨膜周围的血管，但是，骨块的灌注在几分钟后会恢复。当仅骨质断裂而骨膜未被彻底离断时，这些血管分支保持完整。箭头：髋臼上动脉

重新固定或修复髋臼盂唇是保髋手术的一个新方向。盂唇部的血液供应来源于关节外。源自髋臼周围骨膜网的终末动脉穿过骨膜下的关节囊，进入盂唇表面（非关节面侧），同时被一层与关节囊滑膜层连续的滑膜覆盖。继发于

股骨头形态改变的股骨髋臼撞击是导致盂唇撕裂的最常见原因。这些盂唇撕裂大多从一侧关节面开始，关节囊侧保持完整。这可能有利于撕裂盂唇的后期愈合。纠正异常的结构，减轻盂唇的负荷后，能否修复这种撕裂是一个有争议的问题。

完全剥离盂唇在髋臼缘的附着以修整冗余骨质，然后再附着是股骨髋臼撞击综合征的一种常见的治疗方法。这种剥离破坏了盂唇部的血供。修复之后的再灌注和愈合可由邻近的关节囊协助，但瘢痕和粘连经常导致 2 个结构之间的陷窝消失。盂唇部应与股骨头一起活动，而不是与关节囊粘连在一起。这种病理生理学现象可能导致术后 6 ～ 8 周出现疼痛复发。未来需要寻找一种从关节侧重新附着盂唇的方法，避免侵扰盂唇关节囊侧。

张斌飞，许鹏　译

━━━━━━━━━━● 参考文献 ●━━━━━━━━━━

（遵从原版图书著录格式及出现顺序）

[1]　Gray H. Anatomy of the human body. 20th ed. Philadelphia: Lea & Febiger; 1918.

[2]　Hollinshead WH. Anatomy for surgeons. In: The back and limbs, vol. 3. London: Harper & Row; 1969. p. 637–9.

[3]　Anderson JE. Grant's atlas of anatomy. 8th ed. Baltimore: Williams & Wilkins; 1983.

[4]　Tucker FR. Arterial supply to the femoral head and its clinical importance. J Bone Joint Surg Br. 1949;31B:82–93.

[5]　Howe WW, Lacey T, Schwartz RP. A study of the gross anatomy of the arteries supplying the proximal portion of the femur and the acetabulum. J Bone Joint Surg Am. 1950;32 A:856–66.

[6]　Trueta J, Harrison MH. The normal vascular anatomy of the femoral head in adult man. J Bone Joint Surg Br. 1953;35-B:442–61.

[7]　Gautier E, Ganz K, Krügel N, et al. Anatomy of the medial femoral circumflex artery and

its surgical implications. J Bone Joint Surg Br. 2000;82:679–83. https://doi.org/10.1302/0301-620x.82b5.10426.

[8] Ganz R, Gill TJ, Gautier E, et al. Surgical dislocation of the adult hip. A technique with full access to the femoral head and acetabulum without the risk of avas- cular necrosis. J Bone Joint Surg Br. 2001;83:1119– 24. https://doi.org/10.1302/0301-620x.83b8.11964.

[9] Beck M, Leunig M, Ellis T, et al. The acetabular blood supply: implications for periacetabular osteoto- mies. Surg Radiol Anat. 2003;25:361–7. https://doi. org/10.1007/s00276-003-0149-3.

[10] Grose AW, Gardner MJ, Sussmann PS, et al. The surgical anatomy of the blood supply to the femoral head: description of the anastomosis between the medial femoral circumflex and inferior gluteal arteries at the hip. J Bone Joint Surg Br. 2008;90:1298–303. https://doi. org/10.1302/0301-620X.90B10.20983.

[11] Kalhor M, Beck M, Huff TW, Ganz R. Capsular and pericapsular contributions to acetabular and femoral head perfusion. J Bone Joint Surg Am. 2009;91:409– 18. https://doi.org/10.2106/JBJS.G.01679.

[12] Kalhor M, Horowitz K, Beck M, et al. Vascular supply to the acetabular labrum. J Bone Joint Surg Am. 2010;92:2570–5. https://doi.org/10.2106/ JBJS.I.01719.

[13] Sussmann PS, Ranawat AS, Shehaan M, et al. Vascular preservation during arthroscopic osteoplasty of the femoral head-neck junction: a cadaveric inves- tigation. Arthroscopy. 2007;23:738–43. https://doi. org/10.1016/ j.arthro.2007.01.025.

[14] Khan A, Lovering AM, Bannister GC, et al. The effect of a modified posterior approach on blood flow to the femoral head during hip resurfacing. Hip Int. 2009;19:52–7.

[15] Kalhor M, Horowitz K, Gharehdaghi J, et al. Anatomic variations in femoral head circulation. Hip Int. 2012;22:307–12. https://doi.org/10.5301/ HIP.2012.9242.

[16] Leunig M, Slongo T, Ganz R. Subcapital realignment in slipped capital femoral epiphysis: surgical hip dis- location and trimming of the stable trochanter to pro- tect the perfusion of the

epiphysis. Instr Course Lect. 2008;57:499–507.

[17] Ganz R, Huff TW, Leunig M. Extended retinacular soft-tissue flap for intra-articular hip surgery: surgical technique, indications, and results of application. Instr Course Lect. 2009;58:241–55.

[18] Ganz R, Klaue K, Vinh TS, Mast JW. A new periace- tabular osteotomy for the treatment of hip dysplasias. Technique and preliminary results. Clin Orthop Relat Res. 1988;232:26–36.

[19] Murphy SB, Millis MB. Periacetabular osteotomy without abductor dissection using direct anterior exposure. Clin Orthop Relat Res. 1999;364:92–8. https://doi.org/10.1097/00003086-199907000-00013.

[20] Hempfing A, Leunig M, Nötzli HP, et al. Acetabular blood flow during Bernese periacetabular osteotomy: an intraoperative study using laser Doppler flowm- etry. J Orthop Res. 2003;21:1145–50. https://doi. org/10.1016/ S0736-0266(03)00083-4.

[21] Hsieh P-H, Shih C-H, Lee P-C, et al. A modified peri- acetabular osteotomy with use of the transtrochanteric exposure. J Bone Joint Surg Am. 2003;85:244.

[22] Ko J-Y, Wang C-J, Lin C-FJ, Shih C-H. Periacetabular osteotomy through a modified Ollier transtrochanteric approach for treatment of painful dysplastic hips. J Bone Joint Surg Am. 2002;84:1594.

[23] Johnson EE, Matta JM, Mast JW, Letournel E. Delayed reconstruction of acetabular fractures 21-120 days following injury. Clin Orthop Relat Res. 1994;305:20–30.

[24] Espinosa N, Rothenfluh DA, Beck M, et al. Treatment of femoro-acetabular impingement: pre- liminary results of labral refixation. J Bone Joint Surg Am. 2006;88:925. https://doi. org/10.2106/ JBJS.E.00290.

[25] Kelly BT, Weiland DE, Schenker ML, Philippon MJ. Arthroscopic labral repair in the hip: surgical technique and review of the literature. Arthroscopy. 2005;21:1496–504. https://doi. org/10.1016/j. arthro.2005.08.013.

[26] Murphy KP, Ross AE, Javernick MA, Lehman RA. Repair of the adult acetabular labrum. Arthroscopy. 2006;22:567. e1–3. https://doi. org/10.1016/j.arthro.2005.07.033.

# 第二章
## 股骨髋臼撞击综合征：历史、概念及治疗

*Reinhold Ganz*

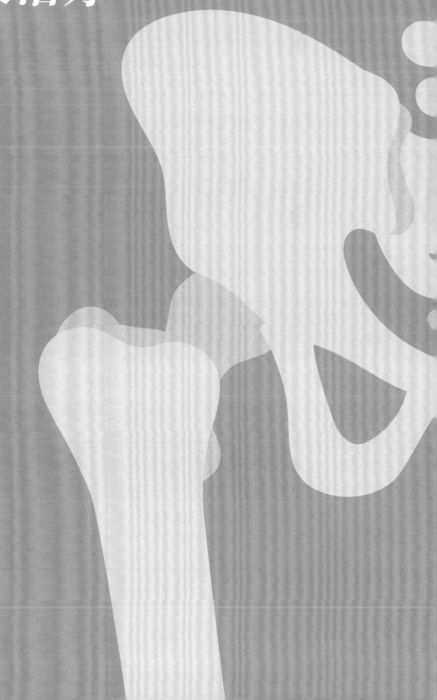

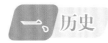

## 一、历史

髋关节骨关节炎（osteoarthritis，OA）曾被认为是由静态的，主要是偏心负荷过度或关节软骨结构异常导致的。尽管进行了深入的遗传学和分子生物学研究，髋关节骨关节炎发病的内在因素仍不明确。体重已被证实是膝关节骨关节炎发病的危险因素，但其与髋关节骨关节炎发病的关系仍不明确。髋臼发育不良是一种典型的、常见的偏心过载和结构性不稳的解剖异常。另外，还有一些病理形态如股骨头骨骺骨软骨病和股骨头骨骺滑脱（slipped capital femoral epiphysis，SCFE），都会引起继发性骨关节炎。未合并异常解剖形态的骨关节炎被称为原发性骨关节炎，约占髋关节骨关节炎的70%。

50年前，Murray推测头颈交界处经常出现的轻微畸形与骨关节炎的发病有关。这种"倾斜"被Solomon和Harris进一步研究，随后被称之为"手枪柄"畸形，这种畸形也可见于无症状的股骨头骨骺滑脱。认识到这一点以后，原发性骨关节炎或特发性骨关节炎占比显著下降到10%左右。虽然这个假设是合理的，但其病理机制仍然不清楚。接触面积减小、负荷增大可以很好地解释髋臼发育不良畸形继发的关节退变，但型合度较好、接触面较大而仅有轻微畸形的关节发生退变却难以解释。最终，股骨髋臼撞击综合征的理念使Murray的假说得到了证实。

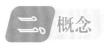

## 二、概念

撞击机制只能通过安全的髋关节外科脱位技术进行研究，这项技术是在20世纪90年代基于对股骨近端血管详细研究的基础上开发的。打开关节以后，可以研究股骨头稳定 – 不

稳定、脱位 – 复位的细节，也可以观察不同运动范围内股骨头和髋臼的撞击情况。通过外科脱位手术确认了不同的撞击模式，最终建立并明确了股骨髋臼撞击综合征（femoroacetabular impingement，FAI）的概念。现在已经认识到，即使是轻微的形态异常，如头颈交界畸形，以及局部或整体的髋臼过度覆盖，都可引起关节内撞击，导致邻近髋臼软骨和盂唇的损伤。而股骨头负重区软骨在对应髋臼软骨损伤之前都会保持完整。髋臼软骨磨损以后，股骨头向髋臼软骨缺损处移位，这一点在常规X线片上很难观察到，但在磁共振成像（magnetic resonance imaging，MRI）上可以看到后侧关节间隙轻微增大。撞击的速度对软骨破坏的程度和进展有重要影响。撞击可继发股骨头在撞击反方向的不稳定和半脱位。撞击也被认为是创伤性髋关节脱位和复发性髋关节脱位的主要机制。

以前主要使用凸轮型和钳夹型来描述股骨髋臼撞击综合征（图2.1）。

现在，人们更倾向于使用容纳型和冲击型来描述股骨髋臼撞击综合征。容纳型撞击多见于男性患者，而女性患者多因髋臼过深发生冲击型撞击。严重的慢性股骨头骨骺滑脱继发的畸形根据股骨前倾角可表现为容纳型撞击和冲击型撞击。容纳型撞击的软骨损伤进展较快，但疼痛较轻，而冲击型撞击的软骨损伤轻而疼痛重。有研究发现，股骨髋臼撞击综合征患者常合并多个畸形，而次要畸形在矫正主要畸形病变后才会引起临床症状。虽然关节损伤开始于髋臼侧，但在大量的髋臼软骨被磨损后，股骨软骨也开始受累，并使股骨头移位到软骨缺损的区域。此后，骨关节炎才会因前上方关节间隙狭窄而变得明显，这种情况与软骨破坏的程度一致。

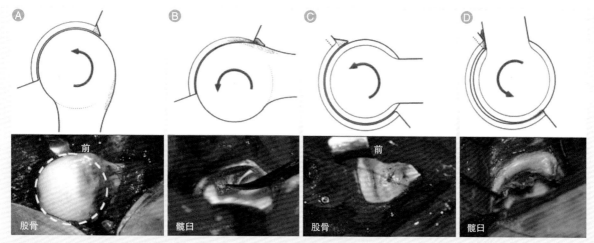

A. 凸轮型撞击，当股骨头非球形部分的髋关节屈曲时，该区域被卡在髋臼内，导致髋臼软骨在边缘附近磨损，甚至导致软骨从盂唇部从外向内撕脱，而盂唇本身不受影响；B. 钳夹型撞击，髋关节局部或整体过度覆盖，当与股骨头颈部接触时，这种直接损伤导致头颈部交界处出现压痕线；C. 慢性的钳夹撞击导致盂唇本身的破坏，而邻近的软骨却保持完整；D. 反复的钳夹撞击导致后下侧髋臼软骨损伤

图 2.1 股骨髋臼撞击综合征的类型
（改良自 Ganz 等 [11]）

撞击的概念由来已久。1891 年在法国的一篇文献中就把撞击描述为头颈前外侧马鞍状的轮廓。不久后，Poirier 将撞击解释为反复屈曲时髂骨对头颈交界处的反应性压痕，并称之为"髂骨切迹（emprinte iliacque）"。1905 年 Lane 在骨折手术治疗的著作里用一张图揭示了同样的机制。最近，这种现象被重新定义为棘下撞击。1907 年，Preiser 在尸体研究中表明，髋臼的开口方向异常与骨关节炎有关；1913 年，Preiser 发表了一项观察性研究，发现内旋受限的患者随后常常发展为骨关节炎。

1903 年，Von Mikulicz 描述了切除头颈部突起以增加关节屈曲和内旋，这种方法后来被 Vulpius 和 Stoffel 继承，并再次被 Heyman 等用于切除严重股骨头骨骺滑脱患者限制屈曲和内旋的前外侧干骺端的骨性隆起。Smith-Petersen 也产生了类似的想法，通过切除髋臼前壁增生部分的骨质，同时打磨头颈交界处的前侧，以改善僵硬性骨关节炎的活动度。Rab 是第一个证明股骨头骨骺滑脱患者股骨干骺端前外侧隆起和髋臼软骨之间产生接触的学者，但是，其

计算机模拟是静态的，因此没有对软骨的结局进行过多的推测。1970 年，Teinturier 证实了 Preiser 的观察，即骨关节炎与髋臼前倾角的异常有关。他拓展了研究，提出股骨前倾角过小也是致病因素，这一点后来被 Tönnis 和 Heinecke 证实。对撞击的关注始于 20 世纪 90 年代初，当时分析了一小批骨折畸形愈合导致股骨颈轻微后倾的患者。这些患者在屈曲和内旋时头颈交界处与髋臼前缘发生撞击并产生疼痛。然而，未考虑该畸形对髋臼软骨的不利影响。

得益于髋关节外科的脱位技术，1996 年首次在术中观察到撞击综合征。在随后的几年里，这一机制被一些出版物转载，同时在全球多个研究中心被反复证实。一些相关研究也在不断地丰富充实该研究领域，关于股骨髋臼撞击综合征的文献仍在成倍地增加（图 2.2）。虽然股骨髋臼撞击综合征可以发生在髋关节周围的任何部位，但最常见的部位是前外侧，并且是在屈曲内旋时产生的。这促生了撞击试验，即通过专用的检查椅，于髋关节屈曲内旋受限时来预测股骨髋臼撞击综合征，该撞击试验的价值

已被证实（图2.3）。

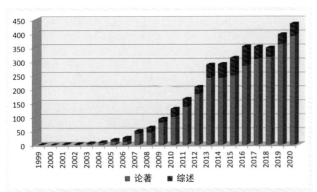

图2.2 自1999年第一篇文章以来，有关股骨髋臼撞击综合征的文献逐年增加

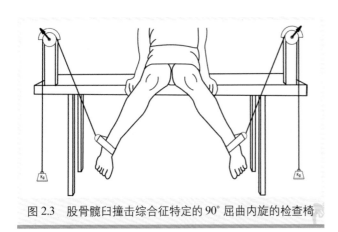

图2.3 股骨髋臼撞击综合征特定的90°屈曲内旋的检查椅

### 三、股骨髋臼撞击综合征的治疗

激进的保守治疗如拉伸，会对股骨髋臼撞击综合征的治疗适得其反。减少或者改变活动方式可以减轻股骨髋臼撞击综合征患者的疼痛症状。非甾体抗炎药可以减轻疼痛，但同时会削弱疼痛对关节损伤的保护作用。对于有明显畸形和较大活动量需求的年轻患者，应当通过临床和影像学评估（如MRI检查），确定特定的病理形态后可以考虑手术治疗，即通过不同的手术技术进行。但是，在选择最合适的手术技术时，应考虑畸形类型和并存的病理改变。髋关节外科脱位，包括必要的延伸手术（图2.4）可以作为对因治疗的策略。这种手术

策略是在研究股骨髋臼撞击综合征的同时产生的。随着时间的推移，手术技术更加完善，也在一些文章中得到了报道。本质上，这种手术技术属于股骨头成形术，以重新建立球形股骨头的轮廓和（或）充足的头颈部空间。采用一个透明的模板来确定边界和要塑形的区域。在髋臼侧，需要将骨质边缘打磨到一定的水平，这是在X线片上估算出来的，并在术中通过反复测试有无撞击来验证。只要条件允许，就要重新附着盂唇（图2.5），重新建立关节的水密性和更好的负荷分配。在一些特定的患者中，甚至可以采用异体移植重建手术。对于一些年轻的、髋臼软骨只有很少或几乎没有损伤的患者，可以通过反向髋臼周围截骨术来治疗。当股骨外翻严重时，也应进行矫正。有学者在关节镜辅助下用前方小切口来治疗前方骨性撞击，早期效果已经被证实。也有学者研究了计算机模拟，可以在术中透视辅助的骨软骨成形术。当前采用髋关节镜治疗股骨髋臼撞击综合征，已成为最热门的研究领域之一。最近出版的2本教科书中参考了很多期刊上的此类研究。虽然关节镜技术在不断完善，但髋关节镜在技术上仍有挑战，并且需要对股骨髋臼撞击综合征的病理机制进行全面的了解。它对一些囊内合并症有局限性，不能治疗部分关节外的撞击综合征。其最佳适应证是独立的前侧撞击。如果要满足标准股骨髋臼撞击综合征手术的所有方面（包括重新固定盂唇）关节镜手术可能需要比开放的外科脱位手术花费更长的时间，而且副损伤尤其是对股骨头软骨损伤的风险更高。此外，关节镜也不能解决所有的病理机制，在术后患者很可能会出现疼痛不缓解、重新翻修手术及其他不良后果。

关节外撞击可以在撞击的对侧出现复发性的关节失稳，甚至关节脱位。这种撞击主要

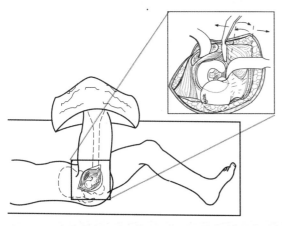

可以360°观察髋臼和近360°观察股骨头
图2.4　髋关节外科脱位手术
（改良自 Ganz 等 [13]）

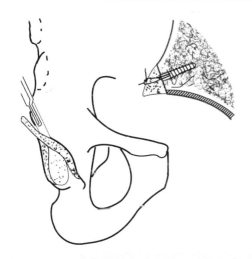

图2.5　修整并重新固定盂唇部
（改良自 Leunig 等 [19]）

见于短颈畸形和（或）大而高的大粗隆，在髋关节外展时或在不同的屈曲位置上外旋时发生。典型的例子如股骨头骨骺骨软骨病后的畸形。经典的大粗隆滑移术可能会改善外展的情况，但对旋转的影响不大，因为大粗隆基底部仍然会受到撞击。股骨颈延长手术如果不对残余的粗隆基底部骨骺区进行修整，后方的关节外撞击将继续存在。在进行粗隆间截骨术的同时，修整干骺端可能会危及已经被广泛剥离的干骺端的血运。然而，大粗隆翻转截骨后，实施股骨颈相对延长术可以同时将残余粗隆骨质

修整到颈部水平。修整必须仔细地在骨膜下剥离含有股骨头血供的软组织瓣。这种技术增加了股骨-髋臼的上、后、前方的空间，而没有股骨头或股骨颈部坏死的风险，同时股骨头和骨盆之间的距离保持不变。在手术结束时，根据髋关节的个体化需要，将附带肌肉的大粗隆骨块向远端移位。股骨颈相对延长术是专门治疗关节外撞击的手术方式，也可以与其他技术联合实施（图2.6）。在既往的一个髋关节病例中，患者术后早期因不慎摔倒而导致股骨颈骨折，最后做了全髋关节置换手术。从1998年以来，扩大的软组织瓣手术开始流行，成为除传统截骨术以外的一类新的囊内手术方式。

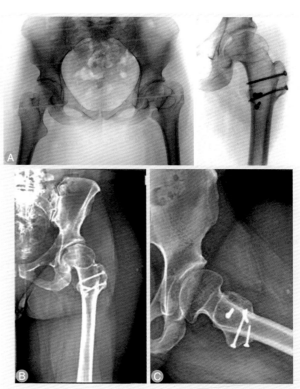

图2.6　A.Perthes 畸形患者，有关节内和关节外撞击，包括小粗隆与坐骨的撞击；B.股骨头成形术，股骨颈相对延长，大粗隆和小粗隆远端推进术后的表现；C.患者术后15年的影像学检查，与刚手术结束后的情况相比，无病情进展

　　总而言之，股骨髋臼撞击综合征的概念仍然是比较新的。除一些新颖的观点和富有潜力的治疗方法外，到目前为止，我们的经验主要是基

于短期和中期的随访，其中有 68% ~ 96% 的患者效果良好，并且无股骨头坏死的报道。

患者女性，手术后 15 年，不伴患肢疼痛，活动水平基本正常，育有 2 个孩子，从事全职美发工作（在工作时穿有增高垫的鞋子）。双下肢长短不齐对患者来说不是问题。总而言之，患者对手术结果非常满意，并表示不需要进行内固定取出或患肢延长术。

张斌飞，李辉　译

## 参考文献

（遵从原版图书著录格式及出现顺序）

[1] Pauwels F. Biomechanics of the normal and diseased hip: theoretical foundation, technique and results of treatment an atlas. Berlin: Springer; 1976.

[2] Solomon L, Schnitzler CM, Browett JP. Osteoarthri- tis of the hip: the patient behind the disease. Ann Rheum Dis. 1982;41:118–25. https://doi.org/10.1136/ ard.41.2.118.

[3] Oliveria SA, Felson DT, Cirillo PA, et al. Body weight, body mass index, and incident symptomatic osteo- arthritis of the hand, hip, and knee. Epidemiology. 1999;10:161–6. https://doi.org/10.1097/00001648- 199903000-00013.

[4] Ganz R, Leunig M. Hip dysplasia overview. In: Cal- laghan JJ, Clohisy JC, Beaule P, et al., editors. The adult hip + the adult hip - hip preservation surgery: arthroplasty and its alternatives. 3rd ed. Lippincott Williams & Wilkins; 2015.

[5] Morscher E. Die intertrochantäre Osteotomie bei Coxarthrose: Multizentrische Nachuntersuchung von 2251 intertrochantären Osteotomien bei Coxarthrose. Bern: Huber; 1971. p. 56–96.

[6] Murray RO. The aetiology of primary osteoarthritis of the hip. Br J Radiol. 1965;38:810–24. https://doi. org/10.1259/0007-1285-38-455-810.

[7] Solomon L. Geographical and anatomical patterns of osteoarthritis. Br J Rheumatol. 1984;23:177–80. https://doi.org/10.1093/rheumatology/23.3.177.

[8] Harris WH. Etiology of osteoarthritis of the hip. Clin Orthop Relat Res. 1986;213:20–33.

[9] Stulberg SD. Unrecognized childhood hip disease: a major cause of idiopathic osteoarthritis of the hip. The hip: proceedings of the third open scientific meeting of the hip society, 1975. St Louis: CV Mosby; 1975.

[10] Goodman DA, Feighan JE, Smith AD, et al. Subclini- cal slipped capital femoral epiphysis. Relationship to osteoarthrosis of the hip. J Bone Joint Surg Am. 1997;79:1489–97. https://doi.org/10.2106/00004623- 199710000-00005.

[11] Ganz R, Leunig M, Leunig-Ganz K, Harris WH. The etiology of osteoarthritis of the hip: an integrated mechanical concept. Clin Orthop Relat Res. 2008;466:264. https://doi.org/10.1007/s11999-007- 0060-z.

[12] Ganz R, Parvizi J, Beck M, et al. Femoroacetabular impingement: a cause for osteoarthritis of the hip. Clin Orthop Relat Res. 2003;417:112–20. https://doi.org/10.1097/01. blo.0000096804.78689.c2.

[13] Ganz R, Gill TJ, Gautier E, et al. Surgical dislocation of the adult hip. A technique with full access to the femoral head and acetabulum without the risk of avas- cular necrosis. J Bone Joint Surg Br. 2001;83:1119– 24. https://doi.org/10.1302/0301-620x.83b8.11964.

[14] Ganz K, Krügel N. The medial femoral circumflex artery. Topographical course and anastomoses. Doc- toral thesis, Department of Orthopedic Surgery, Uni- versity of Bern; 1997.

[15] Gautier E, Ganz K, Krügel N, et al. Anatomy of the medial femoral circumflex artery and its surgical implications. J Bone Joint Surg Br. 2000;82:679–83. https://doi.org/10.1302/0301-620x.82b5.10426.

[16] Manner HM, Mast NH, Ganz R, Leunig M. Poten- tial contribution of femoroacetabular impingement to recurrent traumatic hip dislocation. J Pediatr Orthop B. 2012;21:574–8. https://doi.org/10.1097/ BPB.0b013e328357bf04.

[17] Steppacher SD, Albers CE, Siebenrock KA, et al. Femoroacetabular impingement predisposes to trau- matic posterior hip dislocation. Clin Orthop Relat Res. 2013;471:1937–43. https://doi.

org/10.1007/ s11999-013-2863-4.

[18] Tibor LM, Ganz R. Hip osteoarthritis: definition and etiology Chapter 9. In: Nho S, Leunig M, Kelly B, et al., editors. Hip arthroscopy and hip joint preser- vation surgery. New York, NY: Springer Science & Business Media; 2015. p. 177–88.

[19] Leunig M, Ganz R. The evolution and concepts of joint-preserving surgery of the hip. Bone Joint J. 2014;96-B:5–18. https://doi.org/10.1302/0301-620X.96B1.32823.

[20] Ganz R, Aprato A, Mazziotta G, Pignatti G. Joint instability after anatomic reconstruction of severe, chronic slipped capital femoral epiphysis: a report of 3 cases, with high femoral anteversion in 1 and adaptive acetabular roof deformation in 3. JBJS Case Connect. 2016;6:e50. https://doi.org/10.2106/JBJS. CC.15.00149.

[21] Beck M, Kalhor M, Leunig M, Ganz R. Hip morphol- ogy influences the pattern of damage to the acetabular cartilage: femoroacetabular impingement as a cause of early osteoarthritis of the hip. J Bone Joint Surg Br. 2005;87:1012–8. https://doi.org/10.1302/0301- 620X.87B7.15203.

[22] Tibor LM, Liebert G, Sutter R, et al. Two or more impingement and/or instability deformities are often present in patients with hip pain. Clin Orthop Relat Res. 2013;471:3762–73. https://doi.org/10.1007/ s11999-013-2918-6.

[23] Bertaux TA. Humerus and femur. Reflexions on spe- cies and human races regarding gender and age. Doc- toral thesis, Le Bigot Frères; 1891.

[24] Poirier P. Traité d'anatomie humaine, vol. 1. Embry- ologie (Prenant A.) Ostéologie et Arthologie. Masson; 1895.

[25] Lane WA. The operative treatment of fractures. Lon- don: Medical Publishing Company; 1905.

[26] Hetsroni I, Poultsides L, Bedi A, et al. Anterior infe- rior iliac spine morphology correlates with hip range of motion: a classification system and dynamic model. Clin Orthop Relat Res. 2013;471:2497–503. https:// doi.org/10.1007/ s11999-013-2847-4.

[27] Preiser G. Arthritis of the hip and its relation with abnormal version of the acetabulum. Dtsch Zeitschr Chirurg. 1907;89:541.

[28] Preiser G. Statische Gelenkerkrankungen. Stuttgart: F. Enke; 1911.

[29] von Mikulicz J. In: von Bergmann E, von Bruns P, von Mikulicz J, editors. Handbuch der praktischen Chirurgie, Bd IV, Chirurgie der Extremitäten. Stutt- gart: Enke; 1903. p. 600.

[30] Vulpius O, Stoffel A. Orthopadische Operationslehre: mit 627 zum teil farbigen abbildungen. 3rd ed. Stutt- gart: F. Enke; 1913.

[31] Heyman CH, Herndon CH. Slipped femoral epiphy- sis with severe displacement: a conservative operative treatment. J Bone Joint Surg Am. 1957;39:293–303.

[32] Smith-Petersen MN. Treatment of malum coxae senilis, old slipped upper femoral epiphysis, intra-pelvic protrusion of the acetabulum, and coxa plana by means of acetabuloplasty. J Bone Joint Surg Am. 1936;18:869–80.

[33] Rab GT. The geometry of slipped capital femoral epiphysis: implications for movement, impinge-ment, and corrective osteotomy. J Pediatr Orthop. 1999;19:419–24.

[34] Teinturier P. Abnormal orientation of the femur neck and acetabulum Statistical study of 200 centered arthrosic hips. Rev Chir Orthop Reparatrice Appar Mot. 1970;56:219–30.

[35] Tönnis D, Heinecke A. Diminished femoral ante-torsion syndrome: a cause of pain and osteoarthri-tis. J Pediatr Orthop. 1991;11:419–31. https://doi.org/10.1097/01241398-199107000-00001.

[36] Ganz R, Bamert P, Hausner P, et al. Cervico-acetabular impingement after femoral neck fracture. Unfallchirurg. 1991;94:172–5.

[37] Beck M, Leunig M, Clarke E, Ganz R. Femoroace- tabular impingement as a factor in the development of nonunion of the femoral neck: a report of three cases. J Orthop Trauma. 2004;18:425–30.

[38] Ito K, Leunig M, Ganz R. Histopathologic features of the acetabular labrum in femoroacetabular impinge- ment. Clin Orthop Relat Res. 2004;429:262–71.

[39] Ito K, Minka-II M-A, Leunig M, et al. Femoro-acetabular impingement and the cam-effect. J Bone Joint Surg. 2001;83-B:171–6. https://doi.org/10.1302/0301-620X.83B2.0830171.

[40] Leunig M, Beck M, Dora C, Ganz R. Femoroac-etabular impingement: etiology and surgical con-

cept. Oper Tech Orthop. 2005;15:247–55. https://doi. org/10.1053/j.oto.2005.06.005.

[41] Leunig M, Beck M, Kalhor M, et al. Fibrocystic changes at anterosuperior femoral neck: prevalence in hips with femoroacetabular impingement. Radi- ology. 2005;236:237–46. https://doi.org/10.1148/ radiol.2361040140.

[42] Leunig M, Casillas MM, Hamlet M, et al. Slipped capital femoral epiphysis: early mechanical damage to the acetabular cartilage by a prominent femoral metaphysis. Acta Orthop Scand. 2000;71:370–5. https://doi. org/10.1080/000164700317393367.

[43] Leunig M, Podeszwa D, Beck M, et al. Magnetic res- onance arthrography of labral disorders in hips with dysplasia and impingement. Clin Orthop Relat Res. 2004;418:74–80.

[44] Meyer DC, Beck M, Ellis T, et al. Comparison of six radiographic projections to assess femoral head/neck asphericity. Clin Orthop Relat Res. 2006;445:181–5. https://doi.org/10.1097/01. blo.0000201168.72388.24.

[45] Nötzli HP, Wyss TF, Stoecklin CH, et al. The contour of the femoral head-neck junction as a predictor for the risk of anterior impingement. J Bone Joint Surg. 2002;84-B:556–60. https://doi. org/10.1302/0301- 620X.84B4.0840556.

[46] Reichenbach S, Jüni P, Werlen S, et al. Prevalence of cam-type deformity on hip magnetic resonance imag- ing in young males: a cross-sectional study. Arthritis Care Res. 2010;62:1319–27. https://doi. org/10.1002/ acr.20198.

[47] Reichenbach S, Leunig M, Werlen S, et al. Asso- ciation between cam-type deformities and magnetic resonance imaging-detected structural hip damage: a cross-sectional study in young men. Arthritis Rheum. 2011;63:4023–30. https:// doi.org/10.1002/art.30589.

[48] Siebenrock KA, Wahab KHA, Werlen S, et al. Abnor- mal extension of the femoral head epiphysis as a cause of cam impingement. Clin Orthop Relat Res. 2004;418:54–60.

[49] Wagner S, Hofstetter W, Chiquet M, et al. Early osteoarthritic changes of human femoral head car- tilage subsequent to femoro-acetabular impinge- ment. Osteoarthr Cartil. 2003;11:508–18. https:// doi. org/10.1016/S1063-4584(03)00075-X.

[50] Werlen S, Leunig M, Ganz R. Magnetic reso- nance arthrography of the hip in femoroacetabular impingement: technique and findings. Oper Tech Orthop. 2005;15:191–203. https://doi. org/10.1053/j. oto.2005.07.007.

[51] Armfield DR, Towers JD, Robertson DD. Radio- graphic and MR imaging of the athletic hip. Clin Sports Med. 2006;25:211–39. https://doi. org/10.1016/j. csm.2005.12.009.

[52] Beall DP, Sweet CF, Martin HD, et al. Imaging findings of femoroacetabular impingement syn- drome. Skelet Radiol. 2005;34:691–701. https:// doi. org/10.1007/s00256-005-0932-9.

[53] Beaulé PE, Zaragoza E, Motamedi K, et al. Three- dimensional computed tomography of the hip in the assessment of femoroacetabular impinge- ment. J Orthop Res. 2005;23:1286–92. https://doi. org/10.1016/j.orthr es.2005.03.011.1100230608.

[54] Blankenbaker DG, Tuite MJ. The painful hip: new concepts. Skelet Radiol. 2006;35:352–70. https://doi. org/10.1007/s00256-006-0105-5.

[55] Bredella MA, Stoller DW. MR imaging of femoro- acetabular impingement. Magn Reson Imaging Clin N Am. 2005;13:653–64. https://doi. org/10.1016/j. mric.2005.08.001.

[56] Jäger M, Wild A, Westhoff B, Krauspe R. Femoroac- etabular impingement caused by a femoral osseous head–neck bump deformity: clinical, radiological, and experimental results. J Orthop Sci. 2004;9:256– 63. https://doi. org/10.1007/s00776-004-0770-y.

[57] Kassarjian A, Yoon LS, Belzile E, et al. Triad of MR Arthrographic findings in patients with cam- type femo- roacetabular impingement. Radiology. 2005;236:588– 92. https://doi.org/10.1148/ radiol.2362041987.

[58] Tanzer M, Noiseux N. Osseous abnormalities and early osteoarthritis: the role of hip impingement. Clin Orthop Relat Res. 2004;429:170–7. https:// doi. org/10.1097/01.blo.0000150119.49983.ef.

[59] Wenger DE, Kendell KR, Miner MR, Trousdale RT. Acetabular labral tears rarely occur in the absence of bony abnormalities. Clin Orthop Relat Res. 2004;426:145–50. https://doi. org/10.1097/01. blo.0000136903.01368.20.

[60] Wisniewski SJ, Grogg B. Femoroacetabular

impinge- ment: an overlooked cause of hip pain. Am J Phys Med Rehabil. 2006;85:546–9. https:// doi.org/10.1097/01. phm.0000219148.00549.e8.

[61] Leunig M, Jüni P, Werlen S, et al. Prevalence of cam and pincer-type deformities on hip MRI in an asymp- tomatic young Swiss female population: a cross- sectional study. Osteoarthr Cartil. 2013;21:544–50. https://doi.org/10.1016/ j.joca.2013.01.003.

[62] Tibor LM, Ganz R, Leunig M. Case reports: anteroin- ferior acetabular rim damage due to femoroacetabular impingement. Clin Orthop Relat Res. 2013;471:3781– 7. https://doi. org/10.1007/s11999-013-2921-y.

[63] Reichenbach S, Jüni P, Nüesch E, et al. An exami- nation chair to measure internal rotation of the hip in routine settings: a validation study. Osteoarthr Cartil. 2010;18:365–71. https://doi. org/10.1016/j. joca.2009.10.001.

[64] Eijer H, Podeszwa DA, Ganz R, Leunig M. Evalu- ation and treatment of young adults with femoro-acetabular impingement secondary to Perthes disease. Hip Int. 2006;16:273–80. https:// doi.org/10.5301/ HIP.2008.4906.

[65] Kim YJ, Ganz R, Murphy SB, et al. Hip joint-preserving surgery: beyond the classic osteotomy. Instr Course Lect. 2006;55:145–58.

[66] Leunig M, Parvizi J, Ganz R. Nonarthroplasty surgi- cal treatment of hip osteoarthritis. Instr Course Lect. 2006;55:159–66.

[67] Peters CL, Erickson JA. Treatment of femoro-acetabular impingement with surgical dislocation and débridement in young adults. J Bone Joint Surg Am. 2006;88:1735–41. https://doi. org/10.2106/ JBJS.E.00514.

[68] Crawford MJ, Dy CJ, Alexander JW, et al. The 2007 Frank Stinchfield award: the biomechanics of the hip labrum and the stability of the hip. Clin Orthop Relat Res. 2007;465:16–22. https://doi. org/10.1097/ BLO.0b013e31815b181f.

[69] Ferguson SJ, Bryant JT, Ganz R, Ito K. The acetabular labrum seal: a poroelastic finite element model. Clin Biomech. 2000;15:463–8. https://doi.org/10.1016/ S0268-0033(99)00099-6.

[70] Ferguson SJ, Bryant JT, Ganz R, Ito K. An in vitro investigation of the acetabular labral seal in hip joint mechanics. J Biomech. 2003;36:171–8.

https://doi. org/10.1016/S0021-9290(02)00365-2.

[71] Ferguson SJ, Bryant JT, Ganz R, Ito K. The influ- ence of the acetabular labrum on hip joint cartilage consolidation: a poroelastic finite element model. J Biomech. 2000;33:953–60. https://doi.org/10.1016/ S0021-9290(00)00042-7.

[72] Rocha PC, Klingenstein G, Ganz R, et al. Circum- ferential reconstruction of severe acetabular labral damage using hamstring allograft: surgical technique and case series. Hip Int. 2013;23:42– 53. https://doi. org/10.5301/HIP.2013.11662.

[73] Siebenrock KA, Schoeniger R, Ganz R. Anterior femoro-acetabular impingement due to acetabular ret-roversion : treatment with periacetabular osteotomy. J Bone Joint Surg Am. 2003;85:278–86.

[74] Clohisy JC, McClure JT. Treatment of anterior femoroacetabular impingement with combined hip arthroscopy and limited anterior decompression. Iowa Orthop J. 2005;25:164–71.

[75] Ecker TM, Puls M, Steppacher SD, et al. Computer- assisted femoral head-neck osteochondroplasty using a surgical milling device: an in vitro accuracy study. J Arthroplast. 2012;27:310–6. https://doi.org/10.1016/j. arth.2011.03.048.

[76] Byrd JWT. Operative hip arthroscopy. New York, NY: Springer; 2012.

[77] Safran M, Ranawat A, Sekiya J. Techniques in hip arthroscopy and joint preservation surgery: with expert consult access. Philadelphia, PA: Saunders/ Elsevier; 2011.

[78] Heyworth BE, Shindle MK, Voos JE, et al. Radiologic and intraoperative findings in revision hip arthros- copy. Arthroscopy. 2007;23:1295–302. https://doi. org/10.1016/ j.arthro.2007.09.015.

[79] May O, Matar WY, Beaulé PE. Treatment of failed arthroscopic acetabular labral debridement by fem- oral chondro-osteoplasty. J Bone Joint Surg Br. 2007;89-B:595–8. https://doi. org/10.1302/0301- 620X.89B5.18753.

[80] Wagner H. Femoral osteotomies for congenital hip dislocation. In: Weil UH, editor. Acetabular dysplasia. Berlin: Springer; 1978. p. 85–105.

[81] Ganz R, Huff TW, Leunig M. Extended retinacular soft-tissue flap for intra-articular

hip surgery: surgical technique, indications, and results of application. Instr Course Lect. 2009;58:241–55.

[82] Clohisy JC, St John LC, Schutz AL. Surgical treat- ment of femoroacetabular impingement: a system- atic review of the literature. Clin Orthop Relat Res. 2010;468:555–64. https://doi.org/10.1007/s11999- 009-1138-6.

# 第三章
# 髋关节发育不良概述

*Alessandro Aprato, Laura Ravera, and Alessandro Massè*

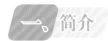 简介

髋关节发育不良（developmental dysplasia of the hip，DDH）是导致儿童期残疾的一个重要原因，占所有初次髋关节置换术的9%，占60岁及60岁以下人群的29%。

髋关节发育不良是一种包含一系列体格和影像学检查异常的疾病，轻则表现为一过性不稳定，重则为完全脱位。如果在行走期仍不稳定，并且解剖结构存在异常，那么该患儿的髋关节将无法正常发育。因此，需要对所有的婴幼儿进行仔细的体格检查，以诊断并治疗严重的髋关节发育不良，这对后期获得最佳的功能结果至关重要。

在历史上，这种疾病最常用的缩写是CDH（先天性髋关节脱位或发育不良）。自从20世纪50年代开始对新生儿髋关节发育异常进行筛查以来，人们已经认识到这种疾病并不都是先天性的。在20世纪90年代中期以前，术语"先天性髋关节脱位"被广泛使用，但现在通常使用"髋关节发育不良"这个术语。"发育"已经取代了"先天性"，因为临床医师认识到这种疾病具有多种表现形式。"发育不良"是一个比"脱位"更恰当的术语，因为其病理范围从髋臼发育不良伴髋关节松弛、不稳定，到完全脱位。髋关节发育不良的准确定义本身存在争议，其定义是基于临床和影像学两方面的。髋关节发育不良包括完全脱位、半脱位、结构性不稳（股骨头可滑入、滑出髋臼），以及髋臼发育不良的一系列影像学异常。

即便髋关节在新生儿期和婴儿期检查正常，仍有1/5000左右的婴儿发生迟发性髋关节脱位及青少年髋关节发育不良。

二、发生率

由于诊断标准、研究人群及筛查方法的不同，髋关节发育不良的发病率介于（1.5~25）/1000。

髋关节发育不良的发病率在不同人群中有所不同。这可能是遗传因素或环境因素，或两者的综合因素导致的。最值得注意的是，髋关节发育不良在非洲人群中很少见，特别是班图尼格罗人的发病率几乎为零。美国人的发病率为每1000例活产婴儿中有1.5~15人患有髋关节发育不良，其中非洲裔美国人为每1000例活产婴儿中有0.46人患有髋关节发育不良。与非洲原著人相比，非洲裔美国人的患病率较高，这可能是美国环境因素或基因异质性的影响所致。髋关节发育不良发病率在使用襁褓包裹婴儿（双下肢限制于伸直和内收位）的民族中更高，包括纳瓦霍人、沙特阿拉伯人、土耳其人和日本人。

美国儿科学会（American Academy of Pediatrics，AAP）于2000年在临床实践指南中指出了髋关节发育不良的相对危险度，其总风险约为1/1000。

约80%的髋关节发育不良患者累及单侧，20%可累及双侧。在单侧髋关节发育不良的患者中，左髋关节的发病率是右髋关节的4倍。这种现象与胎儿在宫内的体位有关。在胎位研究中，通常胎儿的左侧靠着母体的骶骨，因此常导致胎儿的左髋处于内收状态。在临床上双侧髋关节发育不良更难于诊断，所以双侧髋关节发育不良也多晚于单侧髋关节发育不良的确诊。

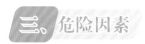 危险因素

与母体相关的因素被认为是许多髋关节发育不良患儿的高危因素。在病例对照和观察性

研究中，婴儿为女性、臀位分娩、有髋关节发育不良家族史等与髋关节发育不良的相关性最强。其他一些髋关节发育不良的风险因素也有报道，包括羊水过少、初产妇、出生高体重儿、使用襁褓的婴儿及环境因素。

臀位分娩可能是最重要的独立危险因素。据报道，2%～20%的婴儿（不论男女）在臀位分娩后可出现髋关节发育不良。

众所周知，臀位分娩会增加胎儿罹患髋关节发育不良的风险，既往研究报告的优势比（OR）在9.65～10.03。Chan等发现，分娩方式进一步改变了与臀位相关的髋关节发育不良的发生风险。在对1127例髋关节发育不良患者的研究中，他们报告与头位分娩的婴儿相比，经阴道臀位分娩的婴儿（17.15）和剖宫产婴儿（10.03）的优势比明显高于头位分娩的婴儿。与剖宫产婴儿相比，经阴道头位分娩的婴儿的髋关节发育不良的发生风险没有显著差异。研究者还认为，虽然髋关节发育不良通常是妊娠后期发生的畸形，但臀位分娩的婴儿通过产道时可能会加重髋关节发育不良。通常在分娩开始后进行的急诊剖宫产臀位分娩的优势比（13.19）高于择期剖宫产臀位分娩的优势比（7.56），这一结果支持了上述研究者的结论。

虽然这些危险因素的存在已被证明会增加髋关节发育不良的发生风险，但除女性外，大多数髋关节发育不良婴儿（73%～90%）并没有相关危险因素，而有危险因素的婴儿中髋关节发育不良的患病率仅为1%～10%。因此，危险因素被认为是临床检查时的有用辅助手段，而不是替代手段。

单纯的髋关节发育不良在女婴中更常见，既往研究所报告的比率从2.4:1到9.2:1不等。此外，与男婴相比，女婴在新生儿髋关节超声检查中的异常发现不太可能自然消失。如今，女性对髋关节发育不良的易感性还没有得到充分的阐述。现在流行的观点认为，女婴对母体和胎儿体内激素更加敏感，这些激素会导致韧带的松弛性增加。

松弛素增加了胶原蛋白酶和血浆蛋白原激活剂的活性，而这两者正是参与胶原蛋白分解的重要酶。它们会使组织细胞的形成发生变化，并增加细胞的延展性和灵活性，可促进孕期胎儿的生长和产妇骨盆韧带的松弛，这些都是为分娩做的重要准备。但是研究未能显示脐带血松弛素的浓度与新生儿髋关节异常之间的关联性，也没有髋关节异常新生儿的松弛素浓度男女对比的研究。迄今为止，松弛素受体的表达在胎儿髋关节发育中的作用尚未明确。

新生儿在母体内，髋关节和膝关节因长时间屈曲而挛缩。随着时间的推移，这些挛缩会随着发育成熟而消失。动物研究表明，在新生儿期被迫性的髋关节和膝关节伸展会导致髋关节发育不良和脱位，因为随着腘绳肌和髂腰肌的张力增加，使髋关节囊受压，可能导致髋关节松弛或不稳定。

对婴儿进行全面的超声筛查结果显示，约15%的婴儿存在髋关节的松弛。对于下肢伸展并被紧紧包裹在一起的婴儿而言，造成髋关节发育不良的原因可能是关节囊松弛和肌张力异常。相比之下，在较温暖的气候条件下，以跨坐或骑坐姿势抚养长大的儿童比那些在婴儿期将下肢伸直并紧紧包裹在一起的儿童，髋关节脱位的发生率低很多。

基于家族的研究表明，单卵双胞胎髋关节发育不良的同时发病比双卵双胞胎高得多。此外，研究还表明，髋关节发育不良婴儿的兄弟姐妹（4.3%～14%）和父母（1.6%～2.3%）的髋关节发育不良发病率明显高于一般人群。在有嫡系亲属患髋关节发育不良的婴儿中，患髋关节发育不良的相对危险度（RR）也略有增加（1.7）。许多早期基于家族遗传的研究中，有关父母患髋关节发育不良的数据价值有限，因为大多数髋关节发育不良患者是在大范围开展临床筛查之前被诊断的。此外，诊断时间过晚会造成患者不同程度的残疾，此类髋关节发育不良患者育有后代的概率相对低一些。

许多胎儿或母体因素已被证明可增加髋关节发育不良的发生风险，包括羊水过少（优势比为3.97），初产（优势比为1.71～2.19）。出生高体重儿（>4000克，优势比为1.55～24，15，17；>4500克，优势比为2.6715），以及胎儿晚产（优势比为1.48～2.09）。

早产似乎对髋关节发育不良有保护作用，与妊娠37～41周相比，妊娠<37周的优势比为0.10，这支持了髋关节发育不良发生于宫内后期的理论，原因可能是较小的婴儿受到子宫的机械压力较小。

使用襁褓是某些民族的古老传统，近年来在许多发达国家中越来越流行，因为襁褓有利于婴儿睡眠。

然而，有研究表明，将婴儿包裹起来，使其双腿保持伸展和内收，会诱发髋关节发育不良的发生。新生儿的生理性髋关节位置是屈曲和外展位。保持股骨头和髋臼之间的接触，有助于促进髋关节的发育。虽然在新生儿髋关节超声检查中发现的大多数髋臼发育不良会自发缓解，但使用襁褓包裹这些婴儿可能会加剧髋关节发育不良并改变髋臼发育的自然过程。在通常使用襁褓包裹的族群中，髋关节发育不良更为普遍。

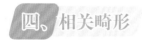

## 四、相关畸形

先天性斜颈时如果胸锁乳突肌内有明显

的肿块，称为先天性肌性斜颈（congenital muscular torticollis，CMT）。如果发现患者有斜颈，但胸锁乳突肌内没有发现肿块，则称为先天性体位性斜颈。据报道，11.6%～17%的先天性肌性斜颈患者存在髋关节发育不良。Von Heideken等的研究表明，伴有先天性肌性斜颈的男婴比女婴患髋关节发育不良的可能性高5倍。另外，体位性斜颈与髋关节发育不良无关。在一项研究中，根据颈部被动旋转的缺失程度对先天性肌性斜颈进行分级，发现髋关节发育不良的发病率与颈部旋转缺失的严重程度相关。因此，有学者建议对患有先天性肌性斜颈的婴儿常规进行髋关节发育不良的临床筛查和髋关节超声筛查。

传统上，包括英国的筛查指南均认为先天性马蹄内翻足（talipes equinovarus，TEV）被认为是髋关节超声筛查髋关节发育不良的指征。然而，最新的研究并没有显示先天性（僵硬型或体位型）马蹄内翻足婴儿的髋关节发育不良的发病率更高。在先天性跟骨外翻畸形（4%～6.5%）和先天性跖骨内收畸形（4%）的婴儿中，髋关节发育不良则更常见，建议对有这两种足部畸形的婴儿进行髋关节发育不良筛查。

## 五、正常的髋关节发育

髋关节的形成始于妊娠的第7周。髋臼和股骨头由同一组间充质干细胞发育而成。在妊娠第7周，软骨前细胞团内出现裂缝。这条裂缝成为髋臼和股骨头的分界线。到妊娠第11周时，髋关节雏形发育完成，之后髋臼的发育在整个胎儿期继续进行，盂唇的生长和发育也是髋臼发育的重要组成部分。

在出生时髋关节正常的婴儿中，股骨头嵌

入并紧贴在髋臼中，通过滑液的表面张力保持在髋臼内。即使切开髋关节囊也很难使正常的婴儿髋关节脱位。髋关节发育不良的婴儿髋关节的关节囊松弛，存在关节结构异常。在婴儿期，整个股骨近端，包括大粗隆、粗隆间区和粗隆下区，都由软骨组成。在婴儿出生后的第4～7个月，股骨近端骨化中心出现。骨化中心及其原基不断增大，直到成年。股骨近端和股骨粗隆通过软骨细胞的增殖而增大。

股骨近端的骨骼生长区域是股骨近端骺板、大粗隆生长板和股骨颈峡部。这些生长中心的生长速度之间的平衡决定了股骨近端的正常结构、股骨近端与大粗隆之间的关系，以及股骨颈的整体宽度。股骨近端生长受肌肉的牵拉、髋关节负重、关节营养、关节血液循环和肌肉张力的影响。髋关节的正常发育和功能需要髋臼和"Y"形软骨的均衡生长，以及同心圆复位的股骨头。动物实验和人类未复位髋关节脱位的临床研究表明，髋臼窝的主要刺激因素是存在球形股骨头。Harrison及其同事确定，大鼠股骨头切除后髋臼的面积和深度均未加深，他们还发现了髋臼软骨的萎缩和变性。

髋臼的深度随着股骨头的不断发育越来越深。在青春期，由于3个次级骨化中心的发育，髋臼的深度进一步加强。

耻骨的骨骺形成髋臼的前壁。髂骨的骨骺，即髋臼骨骺，构成髋臼上缘的主要部分。第3个小骨骺形成于坐骨区，并有助于其正常生长。

## 六、髋关节发育不良的自然史

在胎儿出生后前几周发生的轻度髋关节发育不良和不稳定的自然病程通常是良性的，88%的患儿在出生后8周时可以自愈。然而，到了学步期，患儿髋关节如果仍然处于半脱位或脱位状态，则其预后很差。髋关节的正常发育取决于股骨头在髋臼中的稳定性和同心圆对位，这两者是形成球形的必要条件。髋臼内的松弛，被称为不稳定；髋臼股骨头偏心性对位被称为半脱位；股骨头和髋臼的畸形，被称为髋关节发育不良。在婴儿期的后期，如果出现脱位或严重半脱位，则会发生髋外展受限，家长在更换尿布时可能会发现这一点。当患儿达到行走年龄时，跛行和下肢不等长可能会更明显。

随着年龄的增长，患儿成年后可能在髋关节、膝关节和腰部出现疼痛和退行性关节炎的表现。髋关节发育不良、半脱位和脱位各有其自然病程。如果在成年早期因软骨接触面机械压力过大而发生关节炎，那么半脱位可能不像脱位那样容易忍受。对于完全脱位的髋关节，股骨头位于软组织内，如果是单侧脱位，除膝关节或腰背部疼痛、跛行和肢体长度不一外，可能不会引起其他功能问题；如果是双侧脱位，可能会导致严重的摇摆步态，患者同样可能不会有痛感。股骨头软骨与骨盆接触的部分可能在患者40岁或40岁以上时由于股骨头软骨的过度磨损而发展为关节炎。关节炎发生得越早，患者致残的可能性越大，许多患者在早期需要复杂的髋关节置换术。随着时间的推移，可能会发生其他髋部疾病，与髋关节发育不良病史叠加，使病情复杂化。这些疾病包括髋关节创伤、感染、镰状细胞病、股骨头骨骺骨软骨病、股骨头骨骺滑脱和资源贫乏国家的结核病。

根据疾控中心的数据，25%的美国人在一生中会经历症状性髋关节炎。据估计，其中20%～50%继发于髋关节发育不良。

髋关节发育不良为股骨头发育异常、髋臼发育异常或两者均发育异常，可表现为大小、形状或对位关系的异常。这些变化可能导致关节接触应力增加，最终导致髋关节炎。然而，在发展成明显的退行性改变之前，许多患者会因异常的髋关节生物力学、髋关节不稳定、撞击和软骨病变而出现症状。这个结果是关节负荷应力异常引发的，以及由此产生的剪切力导致的病理改变。这些变化通常出现在髋臼的前外侧区域、股骨头的后部区域或股骨头颈部的交界处。

最终，髋关节发育不良引起的机械性髋关节功能障碍导致早发性髋关节退行性变和骨关节炎。有学者认为，影像学检查发现的骨关节炎与髋臼发育不良的程度有直接关系。与稳定的髋关节相比，如果新生儿髋关节不稳定，那么在年轻时进行全髋关节置换手术的风险增加2.6倍。同时，在40岁或40岁以下的患者中，1/4的髋关节置换手术是由于髋关节发育不良引起的。

有研究表明，随着时间的推移，髋臼发育不良会导致退行性改变，可能继发于机械因素，与接触应力增加有关。髋臼过小和倾斜会对关节软骨产生剪切力。这些力导致髋臼前部和前外侧缘长期负荷过大。最终，髋臼前部和股骨头的关节软骨功能会丧失。以前的研究表明，影像学上退行性关节病变与过度应力的大小和持续时间相关。

2011年，Ross及其同事发表了对73例接受髋臼周围截骨术的髋关节发育不良患者的髋关节镜检查的结果。在86%的患者中发现了髋臼盂唇撕裂或软骨变性。63%的患者髋部显示髋关节盂唇增厚。只有7%的患者髋部没有关节内的病变。髋关节盂唇病变最常见于前侧（81%）和外上侧（67%）盂唇软骨交界处。超过2/3的患者有髋臼软骨软化。髋臼软骨病变主要位于前侧（76%）和外上侧（84%）盂唇软骨交界处。只有11%的患者髋部可见股骨头软骨软化。63%的患者关节内病变需要行手术治疗。

虽然有相当多的证据表明，影像学上的髋臼发育不良会导致继发性退行性关节病，但并没有可预测的影像学参数。Cooperman及其同事研究了32个髋臼外侧中心边缘角<20°的髋关节发育不良患者，研究时间超过20年，以探究髋臼发育不良的自然病程。调查人员发现，所有患者最终都出现了退化性关节病的影像学证据，但是描述髋臼发育不良的常规影像学参数没有一个能够预测退行性关节病的发生率。

## 七、骨骼发育成熟患者的解剖结构

发育不良的髋关节往往存在解剖学异常。典型的发育不良的髋臼通常变浅、外移并前倾增大。髋臼通常在前部、外侧和顶部覆盖不足。在某些情况下，整个髋臼可能都覆盖不足。股骨畸形包括股骨头较小，股骨颈过度前倾，颈部较短，颈干角增大。大粗隆经常向后移位，而小粗隆的位置相对靠前。股骨髓腔通常狭窄，通常称为"烟斗杆"股骨。

骨骼畸形使得软组织也随之发生异常。内收肌群横向生长，因此其内收效率降低。腰大肌肌腱肥大，髋关节囊增厚。此外，腘绳肌、内收肌和股直肌都会发生不同程度的短缩。这些病理变化会引发髋关节内部发生异常。由于髋关节变得不稳定，髋臼盂唇处会代偿性的肥大、增厚，以便将股骨头稳定地保持在髋臼内。同样地，圆韧带也会肥大。如果慢性剪切应力持续存在，髋臼盂唇的软组织代偿作用可能会消失，继发髋臼盂唇撕脱，导致软骨表面的接触应力增加。最终，这些病理过程共同作用叠加，导致股骨头和髋臼之间的接触面积减少，髋关节旋转中心外移。下肢骨骼负重力线改变，从而导致髋关节退行性改变。

## 八、新生儿及婴儿的体格检查

对婴儿的体格检查包括观察下肢长度是否有差异、臀部皮纹皱是否对称、Ortolani 征是否存在或婴儿双下肢外展活动度是否对称。Ortolani 手法，即由检查者将脱位或半脱位的股骨头轻柔地复位入髋臼，是新生儿髋关节发育不良的最重要的临床检查方法。具体来说，Ortolani 手法复位是先将髋关节屈曲和内收，然后轻轻前压股骨大粗隆，同时轻轻地外展髋关节，感觉髋关节从增生的关节软骨上滑入髋臼。该复位方法解决了一个重要问题：股骨头是否脱位，是否可以复位并进入髋臼？检查者不应暴力复位脱位的股骨头。虽然 Ortolani 手法复位可以感知到股骨头从肥大的髋臼软骨上复位到髋臼的咔哒声，但是单纯的咔哒声也可来自股骨、膝关节或其他肌筋膜组织的运动。

婴儿到 3 个月大时，脱位的髋关节在体检时可能会变得不那么灵活，因此限制了 Ortolani 复位手法的应用。然而，此时髋关节的外展功能受限已成为髋关节发育不良的一个重要体征。大龄婴儿的双侧髋关节发育不良因为双侧对称性外展受限，诊断可能比较困难。当婴儿达到行走年龄时，髋关节脱位的明显体征是大腿近端皮肤褶皱、Galeazzi 征阳性（髋关节和膝关节屈曲 90°，脱位侧的膝关节看起来较低）、会阴部较宽、髋关节曲线较大，以及膝关节后部皮肤褶皱位置较近。到了行走年龄，婴儿可能会出现行走延迟、Trendelenburg 步态，如果患儿双侧髋关节脱位，则出现双侧摇摆步态。另外，轻度的髋关节发育不良在婴儿或较大的儿童中可能没有症状或体征。

## 九、骨骼发育成熟患者的体格检查

对于髋关节疼痛的患者，需要全面询问病史，并进行体格检查以确定其症状来源。应该关注患者的年龄、整体健康状况、活动水平、不良习惯。此外，还应了解特殊的髋关节病史，包括髋关节疾病家族史、既往髋关节病史及手术史。

既往髋关节疾病及相关治疗史，如儿童和青少年期髋关节病史、既往的髋关节手术史、髋关节创伤和骨坏死，可能提示继发性发育不良。对于疼痛的特点需要进行彻底的评估。髋关节发育不良的患者最初可能表现为轻度的大粗隆周围疼痛，这表明外展肌处于疲劳状态，这一体征几乎存在于所有髋关节发育不良的成年患者。通常髋关节发育不良患者会有患侧髋关节的腹股沟疼痛，并于活动时加重。此外，症状的不同特点可能有助于辨别发育不良的性质。疼痛在负重和活动时加重，可能表明潜在的关节病变。屈曲时的体位或长时间坐位时的疼痛通常与股骨髋臼撞击综合征有关。当受累关节有卡锁症状时，可能表明关节内存在机械问题，如髋臼盂唇撕脱、软骨或关节松动。

Nunley 及其同事检查了 57 例髋关节发育不良患者。97% 的患者髋关节呈无明显诱因的隐匿性疼痛，72% 的患者疼痛位于腹股沟区，88% 的患者表示疼痛与活动高度相关，81% 的患者在行走时加重，80% 的患者在跑步时加重。80% 的患者至少有一种机械性症状。几乎一半的患者有跛行。超过一半的患者有夜间疼痛。

对疑似髋关节发育不良的患者进行体格检查时，应考虑患者的一般情况和体型、患者的坐姿及步态。评估双侧下肢是否对称也很重要。取站立位测量可以评估患者的骨盆是否平衡，因此被认为是评估双下肢长度的最佳方法。

在评估静息状态下的下肢旋转时，患者应于检查床上取仰卧位。正常的下肢外旋角度在 $10°$ ~ $30°$。异常旋转可能由髋臼倾斜度异常、股骨倾斜度异常或股骨头颈关系异常引起。

测试髋关节的活动范围不仅对诊断很重要，而且对术前计划也必不可少。检查者应固定骨盆后再进行运动范围测试，应在髋关节屈曲、$90°$ 屈曲和完全伸展时测试内外旋活动。

典型的股骨髋臼撞击综合征可能表现出髋关节屈曲和内旋受限，而典型发育不良患者通常表现出正常的髋关节屈曲和内旋。

一些特殊检查可以帮助鉴别髋关节病变的性质。前撞击试验是一种特殊的方法，可提示髋臼前缘的病变。它对一些髋关节前部病变的诊断具有很高的敏感度，包括髋臼前缘骨折和盂唇撕裂，但对关节内疾病和关节刺激症状不敏感。患者取仰卧位，患肢被动屈曲、内收和内旋。如果患者在此情况下出现疼痛则前撞击试验阳性。Nunley 的研究显示，97% 的患者有撞击症状。恐惧试验是另一种有助于评估髋关节前部不稳定的特殊检查，尽管在髋关节前缘病变患者中也可能呈阳性。患者取仰卧位，患肢伸展并快速向外旋转。如果引起患者恐惧或髋部前方疼痛，则该试验被视为阳性。

最后，应评估患者的髋关节外展肌。如果患者的患肢单腿站立时，身体向患侧倾斜，则为 Trendelenburg 征阳性。Nunley 的研究显示，38% 的患者 Trendelenburg 征阳性。另外，也可以通过让患者处于健侧卧位，并要求患者克服阻力外展患肢，来测试外展力量。

## 十、新生儿和婴儿髋关节发育不良的影像学表现

婴儿在 4 ~ 6 个月时，股骨头的第二骨化中心（骨化核）出现，女孩比男孩出现得更早，

此时 X 线检查最实用。在拍摄骨盆无旋转的正位（AP）片时，如果股骨头的骨化核出现，则髋关节发育不良、髋关节半脱位和脱位在 X 线片上很容易识别。如果发现髋关节半脱位或脱位，可以拍摄髋关节外展的骨盆正位片，以评估髋关节的可复位性。然而，低龄婴儿的轻微影像学变化（如髋臼指数增加）是否预示着髋关节发育不良，还存在争议。传统上，髋关节的影像学筛查适用于有危险因素的婴儿，如臀位产分娩或 4 个月大时体检异常的患儿。如果怀疑有其他疾病，如先天性股骨短小、股骨近端局灶性缺损、化脓性髋关节炎或髋内翻畸形，则应嘱新生儿或婴儿进行骨盆的正位片检查。

美国超声医学会（American Institute of Ultrasound in Medicine，AIUM）和美国放射学会（American College of Radiology，ACR）联合发布了婴儿髋部超声检查的标准化操作指南。超声检查可以在股骨头完全骨化前提供详细的髋关节静态和动态影像。髋关节超声成像可用于所有婴儿，也可选择性地用于有髋关节发育不良风险的婴儿。因为疾病的发病率很低，仅 1% ~ 2%。所以在北美或医疗资源有限的国家，一般不进行常规的超声筛查。在美国，超声筛查有很多限制，包括费用、缺乏专业培训的人员来保证成像质量、存在主观性、高假阳性率及对检查的有效性存在争议。

许多欧洲国家对所有婴儿进行了常规的超声筛查，在这一措施实施后，需要手术治疗的髋关节发育不良患儿数量明显下降。最近，在挪威进行了一项大型随机对照研究，将常规超声筛查或选择性超声筛查与完善的体格检查进行了比较。结果发现，常规筛查组的髋关节发育不良患者的治疗率增加了，但晚发性髋关节发育不良患者没有明显减少。该组接受超声筛查并随访患者至骨骼成熟，其髋关节发育不良

或退行性改变的发生率并没有降低，但缺血性坏死的发生率也没有增加。虽然常规进行髋关节发育不良筛查，但92%需要接受全髋关节置换术的年轻髋关节发育不良患者在出生时没有被检出。这些高质量的研究结果表明，对婴儿进行良好的体格检查是早期发现不稳定的重要手段。然而，目前许多髋关节发育不良患者在出生时并未被发现。

在一些医疗资源非常有限的国家，选择性超声筛查也无法实施。在这些国家，通过宣传褴褓包裹的正确使用来进行初级预防，由接受专业培训的卫生保健工作人员进行适当的体检以早期发现髋关节发育不良，并为患儿提供早期的保守治疗，是进行有效的髋关节发育不良预防计划的基础。早期检查未发现髋臼发育不良的患者在成年时仍有发生髋关节发育不良的可能性。

对于有临床症状或髋关节发育不良危险因素的婴儿，在3~4周前不应进行超声筛查，因为正常的生理性髋关节囊松弛通常在6周时消失。在婴儿4周至4个月大时，髋关节超声下发现轻微的异常大多数会自行消失。这些异常包括形态上的微小变化和应力操作引起的半脱位（未覆盖）。根据美国超声医学会和美国放射学会的指导原则，婴儿髋关节超声筛查的时机、相关解释对于避免治疗欠缺或过度治疗至关重要。

超声成像可用于指导使用Pavlik吊带或其他髋关节外展矫形器治疗的婴儿髋关节脱位的复位。在目前的医疗－法律环境下，大范围的超声筛查已导致过度的转诊和治疗及对有限医疗资源的浪费。制定超声筛查的地方或区域规范，能提供标准化的筛查流程且更具有医疗经济性。

## 十一、髋关节发育不良的筛查

髋关节发育不良的筛查是很重要的项目，因为这种疾病在发病初期往往隐匿存在，早期发现时容易治疗。如果发现得晚，可能会导致患者长期的残疾。在新生儿期发现髋关节发育不良是最理想的，最合理的是在6个月以前发现髋关节半脱位或脱位。体格检查是迄今为止最重要的检查手段。医师在怀疑髋关节发育不良时，应用X线或超声检查来确诊。尽管目前对髋关节发育不良有各种筛查方法，但大多数需要做髋关节置换的发育不良的年轻患者在出生时没有被发现。

## 十二、髋关节发育不良在骨骼成熟患者中的影像学表现

对疑似髋关节发育不良患者的评估要通过影像学来确诊。成年髋关节发育不良患者的影像学特征可能包括从轻微的髋臼发育不良到股骨头与髋臼完全脱位。影像学检查的目的是评估髋关节的解剖结构、确定关节的匹配度、检查关节间隙及评估软组织的病理改变。

骨盆的X线正位片可以确定股骨头髋臼的覆盖范围、股骨头的外形、股骨头颈部交界处的轮廓、大粗隆的高度、关节旋转中心的位置、关节间隙和Shenton线，这是最重要的检查。

侧位X线检查可以更好地确定股骨近端，前、后关节间隙及髋臼缘。侧位包括穿桌侧位和蛙式侧位。另外，还有一种特殊的侧位片——假斜位，是通过让患者站立，脚与放射板平行，骨盆相对于胶片旋转65°获得的。这是髋臼的真正侧位图，可以测量髋臼的前部覆盖情况，也可以更好地发现关节前部的退行性改变。计算机断层扫描（computed tomography，

CT）是评估髋关节发育不良的一个补充性检查，当X线片上已经确认了髋关节发育不良的迹象，并且预计要进行手术治疗时，CT检查能可靠地测量髋臼的覆盖率、股骨颈前倾的角度及股骨头的外形和位置。CT检查还可以更好地显示骨性撞击病变。

MRI检查对有明显结构异常的髋关节来说不是常规检查。在没有结构性骨质异常的情况下，MRI检查可以帮助评估疼痛的髋关节，对股骨头坏死、应力性骨折、肿瘤或感染的诊断很有用。MRI检查和MRI关节造影是评估关节的有效辅助手段，对于存在机械性症状的患者应进行MRI检查。

## 十三. 治疗方法

越早发现髋关节发育不良，治疗就越简单，效果也越好。治疗的类型取决于患者诊断时的年龄。如果发现得早，可以用Pavlik吊带或石膏进行非手术治疗。这种治疗的主要目的是获得稳定、同心复位的髋关节，以使关节能够正常发育。Pavlik吊带可以动态地使髋关节处于屈曲和外展状态。这种非手术治疗的一个并发症是股骨头缺血性坏死。当髋关节发育不良发现较晚时，可能需要考虑髋臼再定位手术或使用股骨和髋臼联合截骨术治疗。如果髋关节发育不良没有得到治疗，可能会导致患者早发性骨关节炎和终身的步态缺陷，在这个阶段应考虑进行全髋关节置换术。

张斌飞，许鹏 译

### 参考文献

（遵从原版图书著录格式及出现顺序）

[1] Furnes O, Lie SA, Espehaug B, et al. Hip disease and the prognosis of total hip replacements. A review of 53,698 primary total hip replacements reported to the Norwegian Arthroplasty Register 1987-99. J Bone Joint Surg Br. 2001;83:579–86. https://doi.org/10.1302/0301-620x.83b4.11223.

[2] Klisic PJ. Congenital dislocation of the hip--a mis- leading term: brief report. J Bone Joint Surg Br. 1989;71:136.

[3] Aronsson DD, Goldberg MJ, Kling TF, Roy DR. Developmental dysplasia of the hip. Pediatrics. 1994;94:201–8.

[4] Bracken J, Tran T, Ditchfield M. Developmental dys- plasia of the hip: controversies and current concepts. J Paediatr Child Health. 2012;48:963–72; quiz 972–973. https://doi.org/10.1111/j.1440-1754.2012.02601.x.

[5] Schwend RM, Shaw BA, Segal LS. Evaluation and treatment of developmental hip dysplasia in the new- born and infant. Pediatr Clin N Am. 2014;61:1095– 107. https://doi.org/10.1016/j.pcl.2014.08.008.

[6] Roper A. Hip dysplasia in the African Bantu. J Bone Joint Surg Br. 1976;58:155–8.

[7] Haasbeek JF, Wright JG, Hedden DM. Is there a dif- ference between the epidemiologic characteristics of hip dislocation diagnosed early and late? Can J Surg. 1995;38:437–8.

[8] Pratt WB, Freiberger RH, Arnold WD. Untreated congenital hip dysplasia in the Navajo. Clin Orthop Relat Res. 1982;162:69–77.

[9] Schwend RM, Pratt WB, Fultz J. Untreated acetabular dysplasia of the hip in the Navajo. A 34 year case series followup. Clin Orthop Relat Res. 1999;364:108–16. https://doi.org/10.1097/00003086-199907000-00015.

[10] Kremli MK, Alshahid AH, Khoshhal KI, Zamzam MM. The pattern of developmental dysplasia of the hip. Saudi Med J. 2003;24:1118–20.

[11] Kutlu A, Memik R, Mutlu M, et al. Congenital dislo- cation of the hip and its relation to swaddling used in Turkey. J Pediatr Orthop. 1992;12:598–602.

[12] Ishida K. Prevention of the development of the typi- cal dislocation of the hip. Clin Orthop Relat Res. 1977;126:167–9.

[13] Cady RB. Developmental dysplasia of the hip: definition, recognition, and prevention of late sequelae. Pediatr Ann. 2006;35:92–101. https://doi.org/10.3928/0090-4481-20060201-09.

[14] Chan A, McCaul KA, Cundy PJ, et al. Perinatal risk factors for developmental dysplasia of the hip. Arch Dis Child Fetal Neonatal Ed. 1997;76:F94–100. https://doi.org/10.1136/fn.76.2.f94.

[15] Yiv BC, Saidin R, Cundy PJ, et al. Developmental dysplasia of the hip in South Australia in 1991: prevalence and risk factors. J Paediatr Child Health. 1997;33:151–6. https://doi.org/10.1111/j.1440- 1754.1997.tb01019.x.

[16] Leck I. An epidemiological assessment of neonatal screening for dislocation of the hip. J R Coll Physicians Lond. 1986;20:56–62.

[17] Tachdjian MO. Tachdjian's pediatric orthopaedics. Philadelphia: WB Saunders Company; 2002.

[18] Bache CE, Clegg J, Herron M. Risk factors for developmental dysplasia of the hip: ultrasonographic findings in the neonatal period. J Pediatr Orthop B. 2002;11:212–8.

[19] Forst J, Forst C, Forst R, Heller KD. Pathogenetic relevance of the pregnancy hormone relaxin to inborn hip instability. Arch Orthop Trauma Surg. 1997;116:209–12. https://doi.org/10.1007/bf00393711.

[20] Yamamuro T, Ishida K. Recent advances in the pre- vention, early diagnosis, and treatment of congenital dislocation of the hip in Japan. Clin Orthop Relat Res. 1984;184:34–40.

[21] Rosendahl K, Markestad T, Lie RT. Ultrasound screening for developmental dysplasia of the hip in the neonate: the effect on treatment rate and preva- lence of late cases. Pediatrics. 1994;94:47–52.

[22] US Preventive Services Task Force. Screening for developmental dysplasia of the hip: recommen-dation statement. Pediatrics. 2006;117:898–902. https://doi.org/10.1542/peds.2005-1995.

[23] Salter RB. Etiology, pathogenesis and possible pre- vention of congenital dislocation of the hip. Can Med Assoc J. 1968;98:933–45.

[24] Wynne-Davies R. Acetabular dysplasia and familial joint laxity: two etiological factors in congenital dis- location of the hip. A review of 589 patients and their families. J Bone Joint Surg Br. 1970;52:704–16.

[25] Wynne-Davies R. A family study of neonatal and late-diagnosis congenital dislocation of the hip. J Med Genet. 1970;7:315–33.

[26] Czeizel A, Szentpétery J, Tusnády G, Vizkelety T. Two family studies on congenital dislocation of the hip after early orthopaedic screening Hungary. J Med Genet. 1975;12:125–30.

[27] Stevenson DA, Mineau G, Kerber RA, et al. Familial predisposition to developmental dysplasia of the hip. J Pediatr Orthop. 2009;29:463–6. https://doi. org/10.1097/BPO.0b013e3181aa586b.

[28] Bjerkreim I, van der Hagen CB. Congenital dis-location of the hip joint in Norway. V. Evaluation of genetic and environmental factors. Clin Genet. 1974;5:433–48.

[29] Dunn PM. Congenital postural deformities. Br Med Bull. 1976;32:71–6. https://doi.org/10.1093/oxford- journals.bmb.a071327.

[30] Mahan ST, Kasser JR. Does swaddling influence devel- opmental dysplasia of the hip? Pediatrics. 2008;121: 177–8. https://doi.org/10.1542/peds.2007-1618.

[31] Shipman SA, Helfand M, Moyer VA, Yawn BP. Screening for developmental dysplasia of the hip: a systematic literature review for the US Preventive Services Task Force. Pediatrics. 2006;117:e557–76. https://doi.org/10.1542/peds.2005-1597.

[32] von Heideken J, Green DW, Burke SW, et al. The relationship between developmental dysplasia of the hip and congenital muscular torticollis. J Pediatr Orthop. 2006;26:805–8. https://doi.org/10.1097/01. bpo.0000235398.41913.51.

[33] Tien YC, Su JY, Lin GT, Lin SY. Ultrasonographic study of the coexistence of muscular torticol- lis and dysplasia of the hip. J Pediatr Orthop. 2001; 21:343–7.

[34] Cheng JC, Tang SP, Chen TM. Sternocleidomastoid pseudotumor and congenital muscular torticol- lis in infants: a prospective study of 510 cases. J Pediatr. 1999;134:712–6. https://doi.org/10.1016/ s0022-3476(99)70286-6.

[35] Screening for the detection of congenital dislocation of the hip. Arch Dis Child. 1986;61:921–6. https:// doi.org/10.1136/adc.61.9.921.

[36] Paton RW, Choudry Q. Neonatal foot deformities and their relationship to developmental dysplasia

of the hip: an 11-year prospective, longitudinal obser- vational study. J Bone Joint Surg Br. 2009;91:655–8. https://doi.org/10.1302/0301-620X.91B5.22117.

[37] Westberry DE, Davids JR, Pugh LI. Clubfoot and developmental dysplasia of the hip: value of screen- ing hip radiographs in children with clubfoot. J Pediatr Orthop. 2003;23:503–7.

[38] Lee J, Jarvis J, Uhthoff HK, Avruch L. The fetal ace- tabulum. A histomorphometric study of acetabular anteversion and femoral head coverage. Clin Orthop Relat Res. 1992;281:48–55.

[39] Strayer LM. The embryology of the human hip joint. Yale J Biol Med. 1943;16:13–26.6.

[40] Strayer LM. Embryology of he human hip joint. Clin Orthop Relat Res. 1971;74:221–40.

[41] Watanabe RS. Embryology of the human hip. Clin Orthop Relat Res. 1974;98:8–26. https://doi.org/10.1097/00003086-197401000-00003.

[42] Dunn PM. The anatomy and pathology of congeni- tal dislocation of the hip. Clin Orthop Relat Res. 1976;119:23–7.

[43] Ponseti IV. Morphology of the acetabulum in con- genital dislocation of the hip. Gross, histological and roentgenographic studies. J Bone Joint Surg Am. 1978;60:586–99.

[44] Siffert RS. Patterns of deformity of the developing hip. Clin Orthop Relat Res. 1981;160:14–29.

[45] Gage JR, Cary JM. The effects of trochanteric epiphyseodesis on growth of the proximal end of the femur following necrosis of the capital femoral epiphysis. J Bone Joint Surg Am. 1980;62:785–94.

[46] Osborne D, Effmann E, Broda K, Harrelson J. The development of the upper end of the femur, with special reference to its internal architecture. Radiology. 1980;137:71–6. https://doi.org/10.1148/ radiology.137.1.7422864.

[47] Sugano N, Noble PC, Kamaric E, et al. The mor- phology of the femur in developmental dysplasia of the hip. J Bone Joint Surg Br. 1998;80:711–9. https://doi.org/10.1302/0301-620x.80b4.8319.

[48] Harrison TJ. The influence of the femoral head on pelvic growth and acetabular form in the rat. J Anat. 1961;95:12–24.2.

[49] Harrison TJ. The growth of the pelvis in the rat— a mensural and morphological study. J Anat. 1958;92:236–260.3.

[50] Coleman CR, Slager RF, Smith WS. The effect of environmental influence on acetabular development. Surg Forum. 1958;9:775–80.

[51] Smith WS, Ireton RJ, Coleman CR. Sequelae of experimental dislocation of a weight-bearing ball-and socket joint in a young growing animal; gross alterations in bone and cartilage. J Bone Joint Surg Am. 1958;40-A:1121–7.

[52] Weinstein SL. Natural history of congenital hip dis- location (CDH) and hip dysplasia. Clin Orthop Relat Res. 1987;225:62–76.

[53] Barlow TG. Early diagnosis and treatment of congenital dislocation of the hip. J Bone Joint Surg Br. 1962;44-B:292–301. https://doi.org/10.1302/0301-620X.44B2.292.

[54] Oniankitan O, Kakpovi K, Fianyo E, et al. Risk fac- tors of hip osteoarthritis in Lomé, Togo. Med Trop (Mars). 2009;69:59–60.

[55] Guille JT, Pizzutillo PD, MacEwen GD. Development dysplasia of the hip from birth to six months. J Am Acad Orthop Surg. 2000;8:232–42.

[56] Sanchez-Sotelo J, Trousdale RT, Berry DJ, Cabanela ME. Surgical treatment of developmental dysplasia of the hip in adults: I. Nonarthroplasty options. J Am Acad Orthop Surg. 2002;10:321–33.

[57] Felson DT. Risk factors for osteoarthritis: under-standing joint vulnerability. Clin Orthop Relat Res. 2004;427(Suppl):S16–21. https://doi.org/10.1097/01.blo.0000144971.12731.a2.

[58] Wenger DE, Kendell KR, Miner MR, Trousdale RT. Acetabular labral tears rarely occur in the absence of bony abnormalities. Clin Orthop Relat Res. 2004;426:145–50. https://doi.org/10.1097/01. blo.0000136903.01368.20.

[59] Clohisy JC, Beaulé PE, O'Malley A, et al. AOA symposium. Hip disease in the young adult: cur- rent concepts of etiology and surgical treatment. J Bone Joint Surg Am. 2008;90:2267–81. https://doi.org/10.2106/JBJS.G.01267.

[60] Murphy SB, Ganz R, Müller ME. The progno-sis in untreated dysplasia of the hip. A study of radiographic factors that predict the outcome. J Bone Joint Surg Am. 1995;77:985–9. https://doi.

org/10.2106/00004623-199507000-00002.

[61] Engesaeter IØ, Lie SA, Lehmann TG, et al. Neonatal hip instability and risk of total hip replacement in young adulthood: follow-up of 2,218,596 newborns from the medical birth registry of Norway in the Norwegian Arthroplasty Register. Acta Orthop. 2008;79:321–6. https://doi. org/10.1080/17453670710015201.

[62] Engesæter IØ, Lehmann T, Laborie LB, et al. Total hip replacement in young adults with hip dysplasia. Acta Orthop. 2011;82:149–54. https://doi.org/10.31 09/17453674.2011.566146.

[63] Milgram JW. Morphology of untreated bilateral con- genital dislocation of the hips in a seventy-four-year- old man. Clin Orthop Relat Res. 1976;119:112–5.

[64] Fairbank JC, Howell P, Nockler I, Lloyd-Roberts GC. Relationship of pain to the radiological anatomy of the hip joint in adults treated for congenital dislocation of the hip as infants: a long-term follow-up of patients treated by three methods. J Pediatr Orthop. 1986;6:539–47. https://doi. org/10.1097/01241398-198609000-00004.

[65] Malvitz TA, Weinstein SL. Closed reduction for con- genital dysplasia of the hip. Functional and radio- graphic results after an average of thirty years. J Bone Joint Surg Am. 1994;76:1777–92. https://doi. org/10.2106/00004623-199412000-00004.

[66] Cooperman DR, Wallensten R, Stulberg SD. Acetabular dysplasia in the adult. Clin Orthop Relat Res. 1983;175:79–85.

[67] Harris WH. Etiology of osteoarthritis of the hip. Clin Orthop Relat Res. 1986;213:20–33.

[68] Wiberg G Studies on dysplastic acetabula and con- genital subluxation of the hip joint with special ref- erence to the complication of osteoarthritis. Exp., Norstedt; 1939.

[69] Ross JR, Zaltz I, Nepple JJ, et al. Arthroscopic dis- ease classification and interventions as an adjunct in the treatment of acetabular dysplasia. Am J Sports Med. 2011;39(Suppl):72S–8S. https://doi. org/10.1177/0363546511412320.

[70] Hoaglund FT, Healey JH. Osteoarthrosis and congenital dysplasia of the hip in family members of children who have congenital dysplasia of the hip. J Bone Joint Surg Am. 1990;72:1510–8.

[71] Hoaglund FT, Yau AC, Wong WL. Osteoarthritis of the hip and other joints in southern Chinese in Hong Kong. J Bone Joint Surg Am. 1973;55:545–57.

[72] Salter RB. Role of innominate osteotomy in the treatment of congenital dislocation and subluxation of the hip in the older child. J Bone Joint Surg Am. 1966;48:1413–39.

[73] Lloyd-Roberts GC, Harris NH, Chrispin AR. Anteversion of the acetabulum in congenital dislocation of the hip: a preliminary report. Orthop Clin North Am. 1978;9:89–95.

[74] Murphy SB, Kijewski PK, Millis MB, Harless A. Acetabular dysplasia in the adolescent and young adult. Clin Orthop Relat Res. 1990;261:214–23.

[75] Wientroub S, Boyde A, Chrispin AR, Lloyd-Roberts GC. The use of stereophotogrammetry to measure acetabular and femoral anteversion. J Bone Joint Surg Br. 1981;63-B:209–13.

[76] Mast JW, Brunner RL, Zebrack J. Recognizing ace- tabular version in the radiographic presentation of hip dysplasia. Clin Orthop Relat Res. 2004;418:48–53. https://doi. org/10.1097/00003086-200401000-00009.

[77] Doudoulakis JK, Cavadias A. Open reduction of CDH before one year of age. 69 hips followed for 13 (10-19) years. Acta Orthop Scand. 1993;64:188–92. https://doi. org/10.3109/17453679308994568.

[78] Sanchez-Sotelo J, Berry DJ, Trousdale RT, Cabanela ME. Surgical treatment of developmental dysplasia of the hip in adults: II. Arthroplasty options. J Am Acad Orthop Surg. 2002;10:334–44.

[79] Perry KI, Berry DJ. Femoral considerations for total hip replacement in hip dysplasia. Orthop Clin North Am. 2012;43:377–86. https://doi. org/10.1016/j. ocl.2012.05.010.

[80] Beck M, Kalhor M, Leunig M, Ganz R. Hip morphology influences the pattern of damage to the acetabular cartilage: femoroacetabular impinge- ment as a cause of early osteoarthritis of the hip. J Bone Joint Surg Br. 2005;87:1012–8. https://doi. org/10.1302/0301-620X.87B7.15203.

[81] Beck M, Leunig M, Parvizi J, et al. Anterior femo- roacetabular impingement: part II. Midterm results of surgical treatment. Clin Orthop Relat

Res. 2004;418:67–73.

[82] Ito K, Leunig M, Ganz R. Histopathologic features of the acetabular labrum in Femoroacetabular impinge- ment. Clin Orthop Relat Res. 2004;429:262–71.

[83] Harris WH, Bourne RB, Oh I. Intra-articular acetab- ular labrum: a possible etiological factor in certain cases of osteoarthritis of the hip. J Bone Joint Surg Am. 1979;61:510–4.

[84] McCarthy JC, Noble PC, Schuck MR, et al. The Otto E. Aufranc award: the role of labral lesions to development of early degenerative hip disease. Clin Orthop Relat Res. 2001;393:25–37. https:// doi. org/10.1097/00003086-200112000-00004.

[85] Clinical practice guideline: early detection of devel- opmental dysplasia of the hip. Committee on Quality Improvement, Subcommittee on Developmental Dysplasia of the Hip. American Academy of Pediatrics. Pediatrics. 2000;105:896– 905. https:// doi.org/10.1542/peds.105.4.896.

[86] Lipton GE, Guille JT, Altiok H, et al. A reap- praisal of the Ortolani examination in children with developmental dysplasia of the hip. J Pediatr Orthop. 2007;27:27–31. https://doi.org/10.1097/ BPO.0b013e31802b70e5.

[87] Bond CD, Hennrikus WL, DellaMaggiore ED. Prospective evaluation of newborn soft- tissue hip "clicks" with ultrasound. J Pediatr Orthop. 1997;17:199–201. https://doi. org/10.1097/00004694-199703000-00011.

[88] Sierra RJ, Trousdale RT, Ganz R, Leunig M. Hip disease in the young, active patient: evaluation and nonarthroplasty surgical options. J Am Acad Orthop Surg. 2008;16:689–703.

[89] Nunley RM, Prather H, Hunt D, et al. Clinical pre- sentation of symptomatic acetabular dysplasia in skeletally mature patients. J Bone Joint Surg Am. 2011;93(Suppl 2):17–21. https:// doi.org/10.2106/ JBJS.J.01735.

[90] Sabharwal S, Kumar A. Methods for assess- ing leg length discrepancy. Clin Orthop Relat Res. 2008;466:2910–22. https://doi.org/10.1007/ s11999-008-0524-9.

[91] Sankar WN, Laird CT, Baldwin KD. Hip range of motion in children: what is the norm? J Pediatr Orthop. 2012;32:399–405. https://doi. org/10.1097/ BPO.0b013e3182519683.

[92] Ganz R, Parvizi J, Beck M, et al. Femoroacetabular impingement: a cause for osteoarthritis of the hip. Clin Orthop Relat Res. 2003;417:112–20. https:// doi.org/10.1097/01.blo.0000096804.78689.c2.

[93] Clohisy JC, Keeney JA, Schoenecker PL. Preliminary assessment and treatment guidelines for hip dis- orders in young adults. Clin Orthop Relat Res. 2005;441:168–79. https://doi. org/10.1097/01. blo.0000193511.91643.2a.

[94] Hananouchi T, Yasui Y, Yamamoto K, et al. Anterior impingement test for labral lesions has high positive predictive value. Clin Orthop Relat Res. 2012;470:3524–9. https://doi.org/10.1007/ s11999-012-2450-0.

[95] Clohisy JC, Knaus ER, Hunt DM, et al. Clinical pre- sentation of patients with symptomatic anterior hip impingement. Clin Orthop Relat Res. 2009;467:638– 44. https://doi.org/10.1007/ s11999-008-0680-y.

[96] Scoles PV, Boyd A, Jones PK. Roentgenographic parameters of the normal infant hip. J Pediatr Orthop. 1987;7:656–63.

[97] Mladenov K, Dora C, Wicart P, Seringe R. Natural history of hips with borderline acetabular index and acetabular dysplasia in infants. J Pediatr Orthop. 2002;22:607–12.

[98] Imrie M, Scott V, Stearns P, et al. Is ultrasound screening for DDH in babies born breech sufficient? J Child Orthop. 2010;4:3–8. https:// doi.org/10.1007/ s11832-009-0217-2.

[99] Karmazyn BK, Gunderman RB, Coley BD, et al. ACR appropriateness criteria® on devel- opmental dysplasia of the hip—child. J Am Coll Radiol. 2009;6:551–7. https://doi.org/10.1016/j. jacr.2009.04.008.

[100] Schwend RM, Schoenecker P, Richards BS, et al. Screening the newborn for developmental dys- plasia of the hip: now what do we do? J Pediatr Orthop. 2007;27:607–10. https://doi.org/10.1097/ BPO.0b013e318142551e.

[101] American Institute of Ultrasound in Medicine, American College of Radiology. AIUM practice guideline for the performance of an ultrasound examination for detection and assessment of developmental dysplasia of the hip. J Ultrasound Med. 2009;28:114–9. https://doi.org/10.7863/ jum.2009.28.1.114.

[102] Laborie LB, Engesæter IØ, Lehmann TG, et al. Screening strategies for hip dysplasia: long-term outcome of a randomized controlled trial. Pediatrics. 2013;132:492–501. https://doi.org/10.1542/ peds.2013-0911.

[103] Elbourne D, Dezateux C, Arthur R, et al. Ultrasonography in the diagnosis and management of developmental hip dysplasia (UK hip trial): clinical and economic results of a multicentre ran- domised controlled trial. Lancet. 2002;360:2009–17. https://doi.org/10.1016/ s0140-6736(02)12024-1.

[104] Moore FH. Examining infants' hips--can it do harm? J Bone Joint Surg Br. 1989;71:4–5.

[105] Eijer H, Myers SR, Ganz R. Anterior femoroac- etabular impingement after femoral neck fractures. J Orthop Trauma. 2001;15:475–81. https://doi. org/10.1097/00005131-200109000- 00003.

[106] Lequesne M, de Seze. False profile of the pelvis. A new radiographic incidence for the study of the hip. Its use in dysplasias and different coxopathies. Rev Rhum Mal Osteoartic. 1961;28:643–52.

[107] Klaue K, Wallin A, Ganz R. CT evaluation of cover- age and congruency of the hip prior to osteotomy. Clin Orthop Relat Res. 1988;232:15–25.

# 第四章

## 安全的髋关节外科脱位术：解剖学基础、外科技术和结果

Reinhold Ganz and
Antonio Campacci

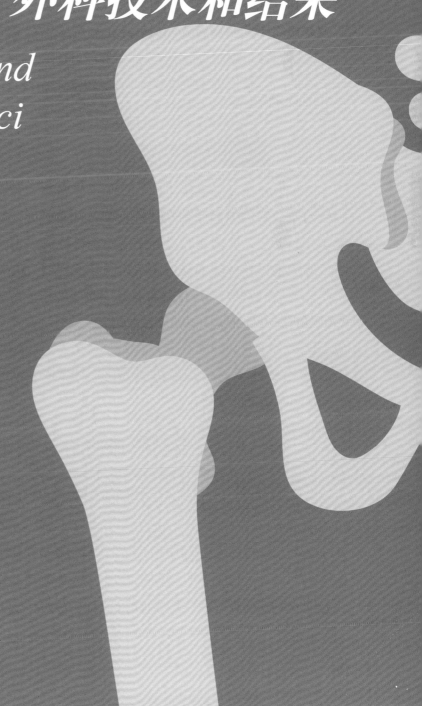

## 一、简介

正常的髋关节结构是保持髋关节稳定及发挥良好功能的基础。关节的稳定性和解剖学形态决定了髋关节是否可以在不损伤软骨的前提下，不受限制的运动。当股骨头覆盖不足时，负重使局部载荷增加，进而可能导致股骨头形态学改变或头臼不匹配。这种解剖异常出现后，髋关节则会因运动而损伤加剧，且运动的强度和持续时间与关节的磨损速度成正比。这种损伤机制被称为髋关节撞击。髋关节撞击不仅会引起髋部疼痛，还会导致周围软组织发生适应性改变。因此，理解股骨髋臼撞击综合征既是研发新的手术技术的前提，也是防止髋关节早期退变的理论基础。

## 二、解剖学基础

除全髋关节置换术外，很少对髋关节进行脱位操作，因为髋关节脱位会增加股骨头缺血性坏死的风险。如何对髋关节进行外科脱位存在较多争论，一些学者认为后入路较安全，另一些学者通过对比前、后入路发现，前入路方式引起的髋关节坏死率更低。在 Ganz 和 Krügel 博士论文的研究基础上（图 4.1），Gautier 等提出如何安全地对髋关节进行外科脱位，虽然该研究在当时也饱受非议。

目前已证实，旋股内动脉深支与臀下动脉和臀上动脉之间存在吻合支，因此臀上动脉、臀下动脉可以替代旋股内侧动脉深支对股骨头提供血液（图 4.2）。这些重要的发现为保髋治疗提供解剖学依据，尤其在需要切断旋股内侧动脉时（如某些根治性肿瘤切除术），仍然有保髋的可能性。此外，解剖学还发现保持闭孔外肌的肌肉及肌腱完整，股骨头脱位的距离则

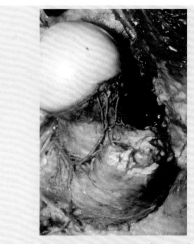

图 4.1 旋股内侧动脉深支沿粗隆间嵴至股骨颈后上方，分成 3 ~ 5 支，最后在离股骨头软骨 3 ~ 5 mm 处穿入（来自 Ganz K 和 Krügel N，1997 年）

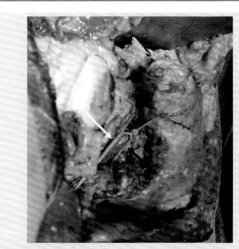

白箭头：臀下动脉；黑箭头：旋股内侧动脉深支
图 4.2 臀下动脉和旋股内侧动脉深支在股骨颈前内侧吻合

被限制，进而保护旋股内侧动脉深支在髋关节脱位时不会被过度拉伸，甚至断裂（图 4.3）。

最新的研究显示，约 15% 股骨头的血供存在解剖变异。此外，研究还发现一条来自旋股内侧动脉直接分支为股骨头内侧提供了独立且恒定的血供。该血管于 Weitbrecht 韧带中走行，为股骨头提供血供，这是股骨头发生 Pipkin 骨折时仍保持活性的重要原因（图 4.4）。

髋关节外科脱位经大粗隆入路，翻转大粗隆截骨骨块后进入关节，然后进行股骨头前脱位，这样可以直观地观察到整个髋臼和绝大部

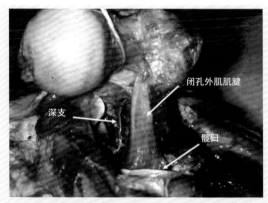

图 4.3　完整的闭孔外肌和肌腱在股骨头脱位时保护旋股内侧动脉深支不被过度拉伸或破裂

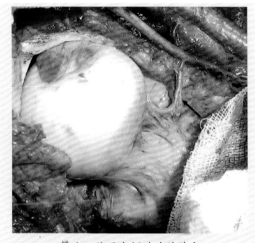

箭头：旋股内侧动脉的前支
图 4.4　Weitbrecht 韧带上旋股内侧动脉前支

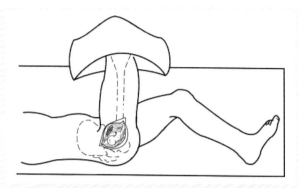

图 4.5　将腿放在桌子另一侧的无菌袋中，同时可以在脱位后检查髋臼和股骨头

（改良自 Ganz 等 [6]）

分股骨头（图 4.5）。此入路经解剖学间隙进入，因此相关的并发症很少，股骨头缺血坏死罕见，可能由于大粗隆截骨时过深而破坏股骨颈部支持带动脉造成的。当不做大粗隆远端推移时，大粗隆截骨可以选择阶梯式截骨，这样可以增加术后固定的稳定性以便在早期完全负重。

髋关节外科脱位对了解髋关节的形态特点和股骨髋臼撞击综合征的形成机制十分重要。除髋关节发育不良外，股骨髋臼撞击综合征目前被认为是骨关节炎的主要诱因。髋关节外科脱位已成为新一代囊内截骨术的主要手术方式，在 Crock 的 *the vascular anatomy of the skeleton andspinal cord* 一书的序言中提到："理

论上需要一种方法，可以在疾病的早期阶段将人的髋关节非创伤性地脱出髋臼，以便保留股骨近端的血液供应。这将为治疗重大的关节内病变开辟道路……基于生物学和生理学原理的治疗理念可以得到更多的应用。"

## 三、外科手术

患者置于侧卧位，术侧腿部可活动。建议以大粗隆为中心的纵切口，而不是向后弯曲的 Kocher- Langenbeck 入路为切口（图 4.6）。臀大肌前缘从阔筋膜上松解后，不劈臀大肌，而是向后牵开，并切开大粗隆上的滑膜组织，以识别臀中肌边缘和旋股内侧动脉的粗隆支（图 4.7）。

下一步是对大粗隆进行双腹肌截骨术，游离骨片的厚度约为 1.5 cm，保留外旋肌群止点

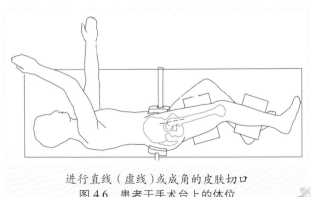

进行直线（虚线）或成角的皮肤切口
图 4.6　患者于手术台上的体位

（图4.8）。游离骨片连同臀中肌、股外侧肌及臀小肌部分肌腱一起牵向前方。

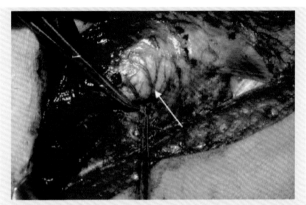

图4.7　旋股内侧动脉深支在大粗隆处呈树杈状分布（箭头）

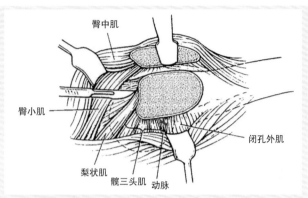

图4.9　将游离骨片向前翻转，在臀小肌和梨状肌肌肉和肌腱之间显露关节囊

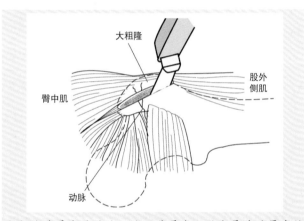

大粗隆截骨术被称为双腹肌截骨术，游离骨片的厚度约为1.5 cm

图4.8　双腹肌截骨术示意
（改良自Ganz等[6]）

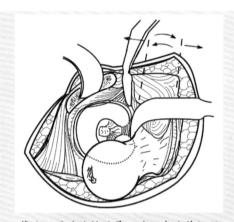

箭头：通过旋转股骨以进一步改善视野

图4.10　使用放置在髋臼上唇、前唇和下唇外侧的3个骨撬暴露髋臼和股骨头

（改良自Ganz等[6]）

由梨状肌与臀小肌之间显露关节囊，此入路不会伤及股骨头的血供（图4.9），"Z"形切开关节囊（右侧）后，用骨钩牵拉股骨距将股骨头半脱位。切开关节囊时，要注意保持髋臼唇的完整性。剪刀离断圆韧带后将股骨头完全脱位。将患肢放在手术台另一侧的无菌袋中，用3个骨撬放置在髋臼边缘，可以充分显露髋臼和股骨头（图4.10）。

关节囊的闭合不应过紧，骨块的固定应根据其大小和厚度选取合适的固定方式，通常使用2～3枚3.5 mm或4.5 mm的螺钉固定。如

果需要将大粗隆向远端推移，可以松解臀小肌肌腱在游离骨片上的附着点，逐层缝合伤口，可以放置也可以不放置引流管。

本手术的扩大入路主要为以下几种。

（1）当需要同期进行髋臼周围截骨术时，可以通过外科脱位入路进行坐骨截骨。下孖肌和股方肌之间可以清楚地触及髋臼后唇和坐骨结节之间的区域。推开骨膜后可以在直视坐骨神经下进行截骨（图4.11）。需要注意的是，为了更清楚地识别肌间隙，应该首先进行坐骨截骨，然后再开始进行其他外科脱位手术。

（2）股骨大粗隆间截骨术，该手术目前已很少使用，因为股骨大粗隆间截骨术所需的95°

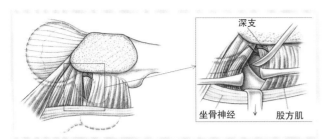

图 4.11　直视坐骨神经，暴露下孖肌和股方肌之间的坐骨，行髋白周围截骨术的坐骨截骨。蓝色箭头指向闭孔外肌和旋股内侧动脉的深支，旋股内侧动脉深支在此处更靠内走行。为了避开血管，最佳方法是从后方靠近坐骨进行软组织分离

角接骨板的螺旋刀片把持力弱，而且安放钢板时需要剥离股外侧肌起点。

（3）粗隆下旋转和（或）缩短截骨术，该手术是一种经常与外科脱位一起进行的手术，不需要解剖股外侧肌起点，但皮肤切口和肌腹前缘需要向远端延伸。

术后的负重时间取决于手术方式和患者的情况。如单纯行骨软骨成形术，则可行台阶式大粗隆截骨术。如果患者的骨质良好、依从性高，扶双拐部分负重 4 周即可恢复，反之则需扶双拐负重 6～8 周。在术后限制负重的情况下，大粗隆移位或不愈合较少见，但须常规预防异位骨化。

## 四、结果

从 213 例患者的入路及手术操作结果来看，该手术方法学习曲线很短。Sink 等通过多中心研究发现，该手术的并发症发生率极低。此外，如果不需要对大粗隆向远端推移，大粗隆采用台阶式截骨的方法可以增加后期固定的稳定性。同时，该手术方法已在国际上被广泛接受，适应证包括复杂的股骨髋臼撞击综合征的治疗、股骨头缩头截骨术、股骨颈相对延长截骨术、股骨颈骨折复位内固定术等。

许珂，许鹏　译

**参考文献**

（遵从原版图书著录格式及出现顺序）

[1] Epstein HC. Posterior fracture-dislocations of the hip; long-term follow-up. J Bone Joint Surg Am. 1974;56:1103–27.

[2] Epstein HC. Traumatic dislocations of the hip. Clin Orthop. 1973;(92):116–42. https://doi.org/10.1097/00003086-197305000-00011.

[3] Swiontkowski MF, Thorpe M, Seiler JG, Hansen ST. Operative management of displaced femoral head fractures: case-matched comparison of anterior versus posterior approaches for Pipkin I and Pipkin II frac- tures. J Orthop Trauma. 1992;6:437–42.

[4] Gautier E, Ganz K, Krügel N, et al. Anatomy of the medial femoral circumflex artery and its surgical implications. J Bone Joint Surg Br. 2000;82:679–83. https://doi.org/10.1302/0301-620x.82b5.10426.

[5] Ganz K, Krügel N. The medial femoral circumflex artery. Topographical course and anastomoses. Doc- toral thesis, Department of Orthopedic Surgery, Uni- versity of Bern; 1997.

[6] Ganz R, Gill TJ, Gautier E, et al. Surgical disloca- tion of the adult hip a technique with full access to the femoral head and acetabulum without the risk of avas- cular necrosis. J Bone Joint Surg Br. 2001;83:1119– 24. https://doi.org/10.1302/0301-620x.83b8.11964.

[7] Crock HV. Anatomy of the medial femoral circum- flex artery and its surgical implications. J Bone Joint Surg Br. 2001:83-B:149–149. https://doi. org/10.1302/0301-620X.83B1.0830149.

[8] Kalhor M, Horowitz K, Gharehdaghi J, et al. Ana- tomic variations in femoral head circulation. Hip Int. 2012;22:307–12. https://doi.org/10.5301/HIP.2012.9242.

[9] Kalhor M, Beck M, Huff TW, Ganz R. Capsular and pericapsular contributions to acetabular and femoral head perfusion. J Bone Joint Surg Am. 2009;91:409– 18. https://doi.org/10.2106/JBJS.G.01679.

[10] Sink EL, Beaulé PE, Sucato D, et al. Multicenter study of complications following surgical dislocation of the hip. J Bone Joint Surg Am. 2011;93:1132–6. https://doi.org/10.2106/JBJS.

J.00794.

[11] Bastian JD, Wolf AT, Wyss TF, Nötzli HP. Stepped osteotomy of the trochanter for stable, anatomic refixation. Clin Orthop. 2009;467:732–8. https://doi. org/10.1007/s11999-008-0649-x.

[12] Schoeniger R, LaFrance AE, Oxland TR, et al. Does trochanteric step osteotomy provide greater stabil- ity than classic slide osteotomy? A preliminary study. Clin Orthop. 2009;467:775–82. https://doi. org/10.1007/s11999-008-0668-7.

[13] Ganz R, Leunig M, Leunig-Ganz K, Harris WH. The etiology of osteoarthritis of the hip: an integrated mechanical concept. Clin Orthop Relat Res. 2008;466:264. https://doi.org/10.1007/s11999-007- 0060-z.

[14] Ganz R, Parvizi J, Beck M, et al. Femoroacetabular impingement: a cause for osteoarthritis of the hip. Clin Orthop Relat Res. 2003;(417):112–20. https:// doi.org/10.1097/01. blo.0000096804.78689.c2.

[15] Espinosa N, Rothenfluh DA, Beck M, et al. Treat- ment of femoro-acetabular impingement: preliminary results of labral refixation. J Bone Joint Surg Am. 2006;88:925. https://doi. org/10.2106/JBJS.E.00290.

[16] Ganz R, Huff TW, Leunig M. Extended retinacular soft-tissue flap for intra-articular hip surgery: surgical technique, indications, and results of application. Instr Course Lect. 2009;58:241–55.

[17] Ganz R, Slongo T, Siebenrock KA, et al. Surgi-cal technique: the capsular arthroplasty: a useful but abandoned procedure for young patients with developmental dysplasia of the hip. Clin Orthop. 2012;470:2957–67. https://doi.org/10.1007/ s11999- 012-2444-y.

[18] Lavigne M, Parvizi J, Beck M, et al. Anterior femo- roacetabular impingement: part I. Techniques of joint preserving surgery. Clin Orthop. 2004;(418):61–6.

[19] Leunig M, Slongo T, Kleinschmidt M, Ganz R. Sub- capital correction osteotomy in slipped capital femo-ral epiphysis by means of surgical hip dislocation. Oper Orthop Traumatol. 2007;19:389–410. https:// doi.org/10.1007/ s00064-007-1213-7.

[20] Crock HV. An atlas of vascular anatomy of the skel- eton and spinal cord. London: Dunitz Martin Ltd; 1996.

[21] Kamath AF, Ganz R, Zhang H, et al. Subtrochanteric osteotomy for femoral mal-torsion through a surgical dislocation approach. J Hip Preserv Surg. 2015;2:65–79. https://doi. org/10.1093/jhps/hnv011.

[22] Massè A, Aprato A, Alluto C, et al. Surgical hip dis- location is a reliable approach for treatment of femo- ral head fractures. Clin Orthop. 2015;473:3744–51. https://doi.org/10.1007/ s11999-015-4352-4.

[23] Masse A, Aprato A, Rollero L, et al. Surgical dislo- cation technique for the treatment of acetabular frac- tures. Clin Orthop. 2013;471:4056–64. https://doi. org/10.1007/ s11999-013-3228-8.

# 第五章

# 支持带软组织瓣延长术：手术治疗和适应证

Reinhold Ganz and
Michael Leunig

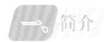
简介

传统的股骨近端截骨术的截骨平面一般在粗隆间或粗隆下水平。这种方法一般不会影响股骨头的血供，但容易导致股骨近端继发畸形。畸形的程度取决于矫正角度和截骨平面与关节的距离。关节内截骨可以避免上述并发症，但因有股骨头缺血坏死的风险，所以很少用于成年人。股骨部前方楔形截骨术、Sugioka 粗隆间旋转截骨术和 Dunn 截骨术可用于股骨头骨骺分离和骺板开放的儿童。虽然文献报道，儿童股骨头缺血坏死的发生率极低，但上述三种手术方式仍然未被广泛应用。由于对股骨头的血供及其骨外走行有更好的了解，安全的髋关节外科手术成为可能，且由于其适用范围广和并发症发生率低，已被国际广泛认可。以前只有 Dunn 提出在股骨颈截骨前将包含旋股内侧动脉分支的支持带从股骨颈分离至股骨头，以保护这一分支。然而，由于大粗隆的阻挡，操作空间十分狭小，分离时容易导致支持带被过度拉伸，甚至破裂（图 5.1）。

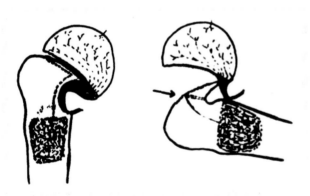
图 5.1　根据 Dunn 的方法，支持带剥离距离很短
（来自 Dunn 等 [6]）

延长软组织瓣可以使股骨颈相对延长，以治疗大粗隆与髋臼后壁之间的撞击（图 5.2）。具体方法是从大粗隆后方骨膜下一小块一小块的切除部分骨质至股骨颈后方，形成一个从小

粗隆到头颈交界后上方，包含所有外旋肌和骨膜的软组织瓣。进一步的骨膜下剥离暴露股骨颈后方，从内侧进行骨膜下剥离，以暴露整个股骨颈，这样既不影响骨骺后内侧的血供，也不影响后外侧的血供。

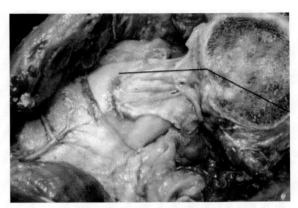
黑线表示支持带剥离的起始点
图 5.2　大转子粗隆截骨后，股骨颈表面的支持带

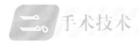
手术技术

第一步，进行外科脱位：患者取侧卧位，经大粗隆直切口，臀大肌前缘切开阔筋膜，将臀大肌肌腹牵向后方以暴露股外侧肌、大粗隆及臀中肌后侧，可以观察到外旋肌群，大粗隆二腹肌截骨，经梨状肌和臀小肌间隙显露关节囊，"Z" 形切开关节囊后切断圆韧带，将股骨头向前方脱位，将腿放置在前侧无菌袋中，并在髋臼边缘周围放置 3 个骨撬，可很好地显露整个关节（图 5.3）。

第二步，准备后外侧软组织瓣将股骨头复位后髋关节伸直并轻度内旋。用小骨刀从大粗隆截骨面开始，做 5 mm × 5 mm 的截骨。小骨刀不应该穿透骨皮质面。撬动骨块有助于骨皮质断裂，用小咬骨钳翻转碎骨片，以便进行骨膜下剥离和切除。重复这一操作，直到颈部水平。多次触摸帮助决定何时达到颈部水平。使用锋利的骨膜剥离器进一步剥离包括支持带在内的骨膜，最终形成一个连续的软组织瓣，近端附着在头颈部交界处，远端在小粗隆水平，其长度可达 12 cm（图 5.4）。头部脱位和股骨轻微外旋时更易剥离内侧骨膜瓣。直视下将Weitbrecht 韧带和骨膜瓣一起剥离，因为旋股内侧动脉内侧分支在其内走行（图 5.5）。用弧形骨膜剥离器插入内侧和（或）外侧，将两侧软组织瓣从颈部完全剥离，暴露整个股骨颈而不干扰头部的血液供应。

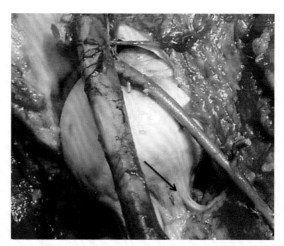

图 5.5　MFCA 内侧支在 Weitbrecht 韧带上的走行（箭头）

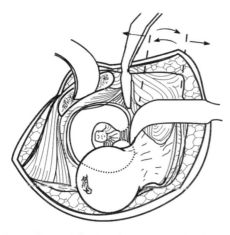

虚线：髋臼缘；箭头：骨撬牵拉方向

图 5.3　髋关节外科脱位后在髋臼边缘放置 3 个骨撬，显露髋臼和股骨头

（改良自 Ganz 等 [11]）

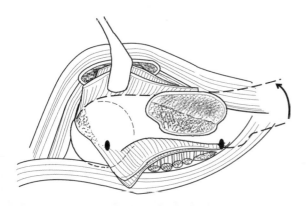

图 5.4　股骨头到小粗隆延伸的支持带皮瓣软组织瓣的长度（黑箭头）

（改良自 Ganz 等 [13]）

股骨头下截骨术，或股骨颈后部的外生骨疣等肿瘤的切除术，则须同时剥离内外侧软组织瓣。在严重骨骺滑脱且生长板融合的情况下，股骨颈后方间隙很小。支持带血管进入头部的走行难以辨认。对于这种情况，先沿大粗隆后切骨线进行头部截骨是克服这一困难的方法（图 5.6）。如果合并髋臼周围截骨术，应先行坐骨截骨，再剥离支持带软组织瓣。处于正在生长发育期的髋关节、骨膜和支持带较厚，因此较容易剥离。而对于成年人，切除股骨大粗隆部分骨质

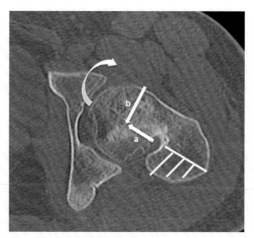

图 5.6　严重骨骺滑脱且生长板融合情况下，股骨颈后方间隙很小。支持带血管进入头部的走行难以辨认。因此，大粗隆截骨后不宜先剥离支持带（虚线）。可先使用摆锯，平行于前颈表面（a）截骨，再从股骨头前方垂直于截骨（b）。这种方法可以暴露较长的股骨颈也能很好地保护支持带血管

外侧软组织瓣剥离只适用于股骨颈相对延长术和股骨头缩小术。如果要行股骨颈部截骨术、

后再进行骨膜下剥离也比较容易。重新固定大粗隆时，应注意避免压迫支持带软组织瓣。可将大粗隆远移固定以增加软组织瓣的空间和（或）植入楔形骨固定，使大粗隆处于更垂直的位置（图 5.7）。

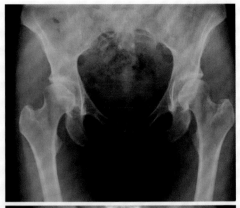

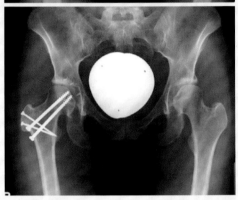

图 5.8　颈部水平的单侧内翻截骨术可以减少下肢短缩的程度。锚钉用于重新固定外侧分离的盂唇

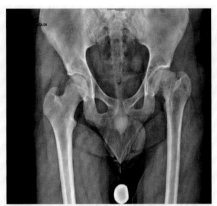

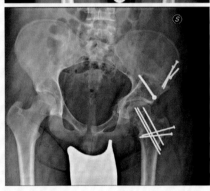

图 5.7　与图 5.6 为同一病例。股骨大粗隆远端前移可使支持带软组织瓣在固定过程中而不受压。骨骺滑脱后引起髋臼覆盖不足，因此需要进行髋臼周围截骨矫正

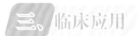临床应用

支持带软组织延长术是外科脱位手术的延伸，使得截骨平面更接近关节水平。这样的矫正更高效，同时还可减少甚至避免一些不良后果，如下肢短缩或撞击。该方法极少继发股骨头缺血性坏死。虽然该手术最初只在儿童髋关节上使用，但在年轻的成年患者中也有应用，如股骨颈内翻截骨术（图 5.8）。由于在股骨颈截骨，因而很少造成下肢短缩。与粗隆间截骨固定所用的刃钢板或角钢板相比，股骨颈内翻

截骨术的螺钉固定不容易突出骨面而刺激皮肤，进而减少患者的疼痛。另外，该方法更容易也更高效地对外展肌进行强化处理。

许珂，许鹏　译

参考文献

（遵从原版图书著录格式及出现顺序）

[1] Leunig M, Puloski S, Beck M, et al. Proximal femoral osteotomy: current indications and techniques. Semin Arthroplast. 2005;16:53–62. https://doi.org/10.1053/j. sart.2004.12.006.

[2] Pearl AJ, Woodward B, Kellyrp. Cuneiform osteotomy in the treatment of slipped capital femoral epiphysis. J Bone Joint Surg Am. 1961;43-A:947–54.

[3] Fish JB. Cuneiform osteotomy of the femoral neck in the treatment of slipped capital femoral epiphysis. A follow-up note. J Bone Joint Surg Am. 1994;76:46–59. https://doi.

org/10.2106/00004623-199401000-00007.

[4] Sugioka Y. Transtrochanteric rotational osteotomy in the treatment of idiopathic and steroid-induced femoral head necrosis, Perthes' disease, slipped capital femoral epiphysis, and osteoarthritis of the hip. Indications and results. Clin Orthop Relat Res. 1984;184:12–23.

[5] Kramer WG, Craig WA, Noel S. Compensating oste- otomy at the base of the femoral neck for slipped capital femoral epiphysis. J Bone Joint Surg Am. 1976;58:796–800.

[6] Dunn DM, Angel JC. Replacement of the femoral head by open operation in severe adolescent slipping of the upper femoral epiphysis. J Bone Joint Surg Br. 1978;60-B:394–403.

[7] Gage JR, Sundberg AB, Nolan DR, et al. Complications after cuneiform osteotomy for moder- ately or severely slipped capital femoral epiphysis. J Bone Joint Surg Am. 1978;60:157–65.

[8] Diab M, Hresko MT, Millis MB. Intertrochanteric versus subcapital osteotomy in slipped capital femoral epiphysis. Clin Orthop Relat Res. 2004;427:204–12. https://doi.org/10.1097/01. blo.0000139252.09270.25.

[9] Sevitt S, Thompson RG. The distribution and anasto- moses of arteries supplying the head and neck of the femur. J Bone Joint Surg Br. 1965;47:560–73.

[10] Gautier E, Ganz K, Krügel N, et al. Anatomy of the medial femoral circumflex artery and its surgical implications. J Bone Joint Surg Br. 2000;82:679–83. https://doi.org/10.1302/0301-620x.82b5.10426.

[11] Ganz R, Gill TJ, Gautier E, et al. Surgical dislocation of the adult hip. A technique with full access to the femoral head and acetabulum without the risk of avas- cular necrosis. J Bone Joint Surg Br. 2001;83:1119– 24. https://doi.org/10.1302/0301-620x.83b8.11964.

[12] Glynn AA, Barattiero FY, Albers CE, et al. Surgical hip dislocation does not result in atrophy or fatty infiltration of periarticular hip muscles. J Hip Preserv Surg. 2014;1:82–95. https://doi.org/10.1093/jhps/ hnu008.

[13] Ganz R, Huff TW, Leunig M. Extended retinacular soft-tissue flap for intra-articular hip surgery: surgical technique, indications, and results of application. Instr Course Lect. 2009;58:241–55.

[14] Siebenrock K-A, Ganz R. Osteochondroma of the femoral neck. Clin Orthop Relat Res. 2002;394:211–8. https://doi. org/10.1097/00003086-200201000-00025.

[15] Ganz R, Aprato A, Mazziotta G, Pignatti G. Joint instability after anatomic reconstruction of severe, chronic slipped capital femoral epiphysis: a report of 3 cases, with high femoral anteversion in 1 and adaptive acetabular roof deformation in 3. JBJS Case Connect. 2016;6:e50. https://doi. org/10.2106/JBJS CC.15.00149.

[16] Leunig M, Manner HM, Turchetto L, Ganz R. Femoral and acetabular re-alignment in slipped capital femoral epiphysis. J Child Orthop. 2017;11:131–7. https://doi. org/10.1302/1863-2548-11-170020.

[17] Ganz R, Aprato A, Massè A. Femoral head reduc- tion osteotomy. In: Tsiridis E, editor. The adult hip - master case series and techniques. Cham: Springer International Publishing; 2018. p. 3–47.

# 第六章

# 股骨髋臼撞击综合征的治疗选择——髋关节镜手术

Ettore Sabetta and
Michele Cappa

## 一、简介

Ganz 等提出股骨髋臼撞击综合征的概念及外科脱位治疗方法后，髋关节镜已成为开放手术的一个替代方法。与开放手术相比，髋关节镜手术有创伤小、患者住院时间短且容易康复等优点。专用关节镜器械的出现，使手术技术不断提高。然而，即便对于有经验的外科医师来说，髋关节镜手术的操作也颇具挑战。另外，髋关节镜手术比较耗费时间。该技术的学习曲线较长，且对手术适应证和禁忌证的掌握更具挑战性。造成髋关节撞击的原因很多，可能来自关节内，也可能来自关节外，而针对来自关节外因素引起的撞击，髋关节镜手术则无"用武之地"。髋臼发育不良可合并凸轮畸形或后倾，后两种情况最终导致撞击。髋关节镜手术可以治疗畸形，但也可能增加关节不稳定的风险。明显的全身关节松弛，几乎只发生在女性患者中，这是任何畸形矫正手术都必须注意的问题。在少数情况下，严重的软骨破坏也是髋关节镜手术的适应证，必须告知患者术后持续疼痛的风险很高。对于任何保髋手术，术前均需仔细彻底地评估患者的症状和影像学表现。其中，X 线和 MRI 检查是最常用的影像学评估手段。关于髋关节镜手术治疗髋关节撞击和盂唇修复的整体并发症的发生率，目前文献报道有限。最新一项多中心研究提出，髋关节镜手术治疗上述疾病的总并发症的发生率为 8.3%，大多数是 1 级并发症。对女性患者来说，长时间的关节牵开和髋关节镜手术会导致较多的术后并发症。与开放手术相比，进行髋关节镜手术患者的总体并发症的发生率相似，但严重并发症更少。需要注意的是，被忽视的和残留的解剖畸形是保髋翻修手术的最常见原因。

## 二、器械及手术技术

通常嘱患者采用仰卧位，在能进行下肢牵引的手术床上进行髋关节镜手术。这一点至关重要，因为下肢牵引可以使股骨头与髋臼分离而形成间隙，为髋关节镜相关手术器械的进入提供空间。牵引前，在会阴区域放置反牵引柱后，通过足踝部进行下肢牵引。足部、踝部和会阴区等部位应垫柔软的衬垫，以防止皮肤或神经损伤。术中可进行透视的影像学设备也是必须的，通过这些影像设备以检查髋臼成形量、股骨骨软骨成形范围及锚钉的位置。髋关节镜手术最常用的入路是前外侧入路和正前方入路，这两个入路可到达关节中央间室和周围间室。前外侧入路位于大粗隆顶点前方约 1 cm 处。前内侧入路位于髂前上棘远端 6 cm，髂前上棘和前侧入路中点的前方（图 6.1）。

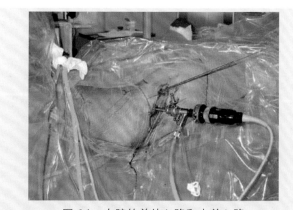

图 6.1　右髋的前外入路和中前入路

在置入锚钉或缝合盂唇时，可根据需要建立辅助入路（图 6.2）。检查关节内结构及辨认关节囊的前内侧角，这个前内角是由上部髋臼盂唇的腹股沟部分和下方的股骨骨骺构成的三角区，是第二入路的入口部位（图 6.3）。一旦建立了 2 个主要的髋关节镜手术入路，可进行关节囊切开，同时交替光学设备和外科器械的位置。使用这种技术存在髋臼盂唇和股骨头软骨医源性损伤的风险，特别是在前外侧入路的准备过程中。虽然一些术者习惯屈曲髋关节 40°~45° 以进入髋关节外周间室，但研究者更喜欢将髋关节伸直，外展约 10°，内旋 20°~25°。皮肤入路也是一样的。钝性解剖达到关节囊平面。内镜下分离前关节囊，然后沿股骨颈轴切开关节囊（图 6.4，A 线）。必要时，可以沿着髋臼行"L"形或"T"形扩大以切开关节囊（图 6.4，B 线和 C 线）。理论上，关节囊切开术可以沿 D 线和 E 线延伸，但根据研究者的经验，认为没有必要。这种类型的切口有助于缝合。牵引在关节囊切开后应用，以降低牵引力和牵引时间。

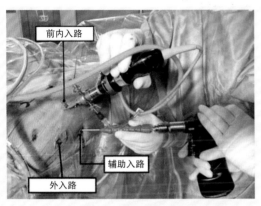

该入路用于插入重建盂唇的缝合锚钉，镜头在前侧中间入路
图 6.2 右髋的辅助性的外侧远端入路

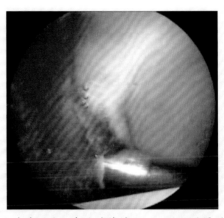

镜头位于前外入路，在髋关节镜下，以髋臼盂唇的腹股沟部分和股骨头为界，在关节囊的前内侧置入套管
图 6.3 左髋的入路方式

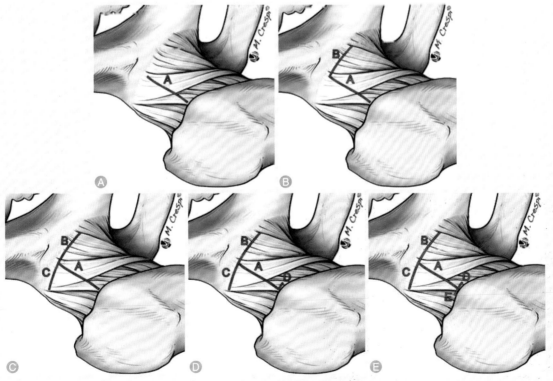

第一个切口（图 A）放置在股骨颈的中间并与股骨颈保持平行。在沿髋臼边缘可以"L"形（图 B）或"T"形（图 C）扩大切开，也可以靠近股骨颈基底行"H"形（图 D 和图 E）切开，但一般很少使用
图 6.4 不同关节囊切开步骤示意

## 三、钳夹型髋臼周围撞击综合征的治疗

钳夹型髋臼周围撞击综合征主要由髋臼过度覆盖引起，如果股骨前倾角过小，甚至成负数，则会加重损伤。即使这些角是生理性偏移，股骨颈与髋臼盂唇之间也会存在线性磨损。盂唇组织可能发生变性，表现为盂唇囊肿和（或）盂唇撕裂，但损伤程度远小于凸轮型髋臼周围撞击综合征，而且没有由外向内的软骨撕脱。关节镜下的钳夹型髋臼周围撞击综合征治疗的目的是矫正髋臼畸形。首先应对退化的盂唇进行清理，保留完好的盂唇形状再加以固定。对于较大面积的盂唇退变，采用桶柄式盂唇切除可使手术更容易完成。射频及刨刀清理髋臼骨后，用 5.5 mm 的球形磨钻对髋臼边缘进行修整打磨。骨切除的范围和深度必须在术前确定，并在手术中不断调整。在规划中使用正位骨盆投影来测量 Wiberg 角（正常范围为 25° 到 35° ~ 40°）。根据经验，切除 1 mm 的深度可以使 Wiberg 角减少 1°。切除髋臼边缘的深度可根据髋臼顶点与髋臼缘之间的距离确定，该距离一般不应 < 25 mm（图 6.5），大多数患者的髋臼边缘切除 ≤ 3 mm。根据退变区域的大小进一步确定切除范围。切面最后要修整光滑

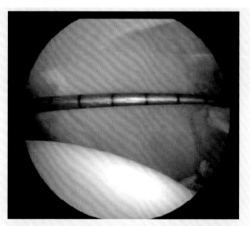

图 6.5 用带刻度的探钩测量髋臼窝的深度

（图 6.6）。对于切除较多臼缘的患者，应重建盂唇。

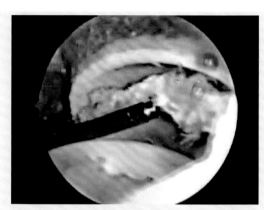

图 6.6 髋臼边缘修整完成后，分离并修整盂唇（背面可见），准备重新固定

## 四、盂唇修复

盂唇起到封闭关节腔的作用，保持滑液在关节内，有助于缓冲峰值应力。由于其内部的神经分布丰富，盂唇也是一个敏感的感受器。因此，维持或恢复盂唇的功能非常重要。为保证盂唇在臼缘良好的固定和稳定性，建议使用 2 ~ 3 mm 的缝线进行锚钉，间距不超过 7 ~ 8 mm。锚钉应固定在软骨下骨内，避免穿透软骨进入关节。如果通过经典的关节镜手术入路无法达到这一目的，则应在远端和外侧建立辅助入路。缝合盂唇有 2 种技术：一种是通过缝线缠绕包裹盂唇并固定于臼缘（图 6.7），另一种是穿过盂唇固定于臼缘，这样可以避免缝线和骨骺软骨接触。第一种固定方法在机械强度上更强，而第二种方法即使在剩余的盂唇相当薄的情况下也可以使用，而且缝合材料不接触骨骺软骨。无论使用何种固定方法，必须确保重新固定的盂唇与髋臼软骨表面平齐。

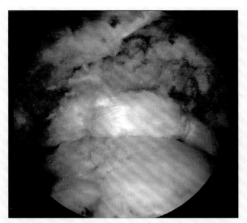

图 6.7 盂唇的环状缝合

## 五、凸轮型髋臼周围撞击综合征的治疗

凸轮型髋臼周围撞击综合征是由股骨头的头颈交界区前外侧部分的形态学异常引起的。股骨颈偏心距减少，使得没有软骨覆盖的突起与髋臼发生撞击。这种重复的运动（主要是屈曲－内旋）会导致髋臼软骨磨损。在高速运动中，撞击导致髋臼软骨从外到内的撕脱，这一现象在钳夹型髋臼周围撞击综合征中是观察不到的。这一类型的髋臼周围撞击综合征在男性中更常见，敏感的盂唇不是主要受累部位，因此疼痛在疾病过程中较晚才出现。轻度股骨头骨骺滑脱，因头骺后倾产生偏移，是凸轮型髋臼周围撞击综合征的原型。髋关节镜下通过一个圆形磨钻（直径为 5.5 mm）切除"隆起"（骨软骨成形术）和重建的头颈间的弧形是治疗凸轮型髋臼周围撞击综合征的主要方法。治疗后会增加屈曲、内旋范围。当行骨软骨成形术时，患肢应处于旋转中立位，髋关节轻微外展（约 10°）和屈曲（约 45°，图 6.8）。股骨骨软骨成形术的界限是从外侧支持带（旋股内侧动脉的分支穿过股骨骺）的前缘到 Weitbrecht 韧带（包含旋股内侧动脉内侧支的内侧支持带）。含股骨头主要血供的这两个支持带结构应注意保护避

免损伤。骨软骨成形术的内外侧范围和深度可以在透视下和动态操作过程中进行调整。这包括髋关节的屈曲、内收和内旋（图 6.9）。如果头颈部仍有部分凸起撞击髋臼，应继续去除干净（图 6.10）。髋关节镜下动态评估比影像学评估更可靠、更有用。

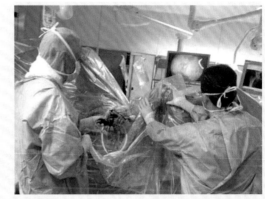

髋关节屈曲至约 45°，术中可改变髋关节屈曲的角度以便磨钻能够达到整个突起区域
图 6.8 股骨头颈部骨软骨成形术

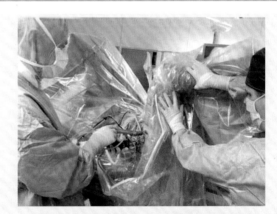

屈内收和旋转证实撞击髋臼的突起区域已切除
图 6.9 在髋关节镜下的动态观察

## 六、关节囊的修复

髋关节镜手术后缝合关节囊是一个有争议的问题。一些学者发现髋关节镜手术后髋关节发生医源性不稳定，提出缝合关节囊是预防髋关节术后继发性不稳定的最佳方法。我们认为，髋关节镜下治疗髋臼周围撞击综合征后在以下情况下必须仔细缝合关节囊：臼缘成形术后髋

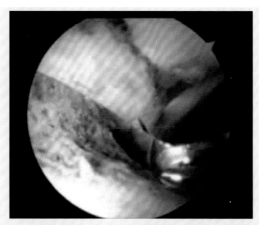

图 6.10 如果运动测试显示仍有撞击，使用 5.5mm 磨钻继续修整撞击区域骨质

臼覆盖不足；髋臼前倾和（或）股骨前倾角增大。因为这些情况可能导致髋关节镜手术后发生半脱位，甚至脱位。本身韧带松弛，且术后从事关节活动范围很大的体育运动（如体操、舞蹈等）可能是导致髋关节镜手术后关节不稳定的危险因素。为简化关节囊缝合，建议使用位于前外侧入路和髂前上棘中间点的近端辅助入路（图 6.11）。镜头位于前外侧入路，而缝合器械则通过 2 个相对的入路（中间前侧入路和近端辅助入路，图 6.11）。通过近端辅助入路放置滑槽到达浅层关节囊。顺着滑槽置入携带一根缝线（Vicryl 1）的 30° 鸟喙钳，由外向内缝

合关节囊的上瓣。鸟喙钳尖端和所携带的缝线暂时留在股骨颈上备用。通过中间前侧入路放置滑槽，直至深层关节囊。顺着滑槽置入另一个鸟喙钳，从外向内穿透关节囊下瓣，达股骨颈处停止。用第二个鸟喙钳抓住缝合环，并将缝线的一端通过中间前侧入路拉出（图 6.11）。缝合的两端需要同时抓到中间前侧入路。如果这一操作遇到困难，可以采用推结器将缝线推到关节囊表面以便抓取。现在可以用抓线钳夹住缝线，并将缝线从中间前侧入路取出后进行髋关节镜下标准的打结固定。如有必要，整个操作可以重复 2 ~ 3 次完成多针缝合（图 6.12）。通常仅沿股骨颈轴线进行缝合（图 6.4，A 线；图 6.12）。髋关节镜下治疗钳夹型髋臼周围撞击综合征需要对髋臼周围进行大范围的盂唇剥离和髋臼修整。在这种情况下，须将关节囊切口扩大数厘米，平行于髋臼的边缘（图 6.4，B 线和 C 线）。在自体或同种异体移植盂唇重建的情况下，也需要扩大关节囊切口。在这些情况下，单纯平行于股骨颈的关节囊缝合（图 6.4，A 线）不能保证足够的稳定性，因此关节囊必须稳定在髋臼上。这就需要用到带线锚钉（图 6.13）。

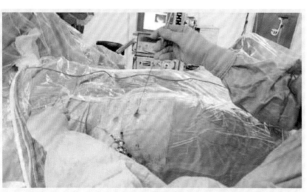

一侧缝合端穿过近端辅助入路（左侧），由外向内缝合浅层关节囊，由内向外缝合深层关节囊。从中间前侧入路（右侧）穿出。外科医师的手正在拉紧缝线，将缝合线的左端从中间前侧入路（向右）拉出，以便打结
图 6.11 关节囊的缝合

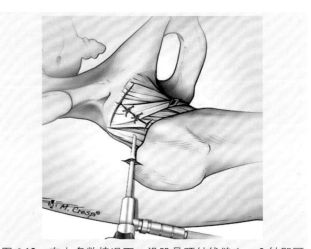

图 6.12 在大多数情况下，沿股骨颈轴线缝 1 ~ 2 针即可充分稳定关节囊

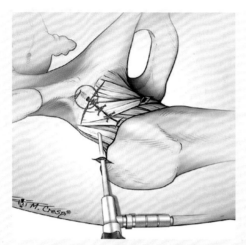

图6.13 当关节囊切开术大部分平行于髋臼边缘延伸时（如在进行髋臼切开术的情况下），需要在髋臼边缘上方放置缝合锚钉（红圈中高亮部分）来稳定关节囊

缝合线通过滑动打结收紧关节囊，可恢复关节的固有稳定性，必须注意不要将缝合线拉得过紧以避免关节僵硬。通常情况下，关节囊缝合后不可避免地导致关节腔体积缩小。一方面，由于射频切开关节囊时，组织的气化，部分关节囊组织会丢失；另一方面，关节囊切缘通常需要修整，因而破坏了部分关节囊组织。因此，被切除的关节囊越多，缝合就必须越松。

## 七、术后处理

髋臼周围撞击综合征的髋关节镜手术后康复方案应根据受累关节结构的损伤程度、手术方式及生理愈合时间来制订。康复方案包括几个阶段。在术后早期阶段，应适当地进行关节活动，以防止关节僵硬，注意防止异常瘢痕和异位骨化的形成。同时应保护关节囊（缝合或未缝合）和盂唇（缝合或重建）不受运动的影响。充分镇痛和抗炎药物的使用同样非常重要。当处理得当时，运动一般不会干扰关节囊和盂唇的愈合。被动关节活动是术后早期康复的重要环节。在第一阶段应避免屈曲超过90°，因为这样可能使缝合的盂唇超负荷，并拉伸关节囊。

过伸有导致前半脱位的风险，同样可导致盂唇和关节囊损伤。伸直伴外旋也有半脱位的风险，在术后前2～3周应避免这些动作。在术后早期，内收比外展更痛，因其倾向于再现撞击机制。在做圆周运动时，理疗师应先将患者的髋屈曲至20°～30°，然后外展约10°。根据患者耐受性逐渐增加旋转运动。术后第一个阶段最安全的是沿股骨颈轴朝向髋臼开口平面的运动，避免偏心力和半脱位力。屈伸－外展－旋转的联合运动不牵拉关节囊，因此不会引起疼痛，也不会阻碍组织愈合。这种运动可以从术后第一天开始。自从引入这种锻炼方法，可以观察到患者术后关节康复更快和痛苦更少。

## 八、患者的分组与干预方法

2009—2015年，研究者对130例髋臼周围撞击综合征患者进行了143次髋关节镜手术，11例为双侧髋臼周围撞击综合征，2例翻修和1例因创伤性髂前下棘撕脱后骨化导致的关节外髋臼周围撞击综合征。其中，女性60例，男性70例，年龄为16～61岁。

髋臼周围撞击综合征多为混合性，少数为单纯的钳夹型或凸轮型。手术的绝对禁忌证为：LCE角＜25°；Tönnis角＞10°；疼痛持续时间超过8～10个月，年龄超过40岁，X线片显示关节退行性变的患者。此外，对临床症状与影像学检查不一致的患者行MRI检查，MRI检查证实髋关节有严重软骨损伤的患者被排除，除一位30岁的柔道教练外。这位教练坚持在全髋关节置换术前先行髋关节镜手术。研究者的2例翻修中：第一例是这位柔道教练，其一侧髋关节镜手术后效果良好，患者坚持另一侧也行髋关节镜手术，但术后效果不佳；第二例是一位女孩，在髋关节镜术后发生了粘连。

在髋关节镜检查之前，记录髋关节的活动度。所有患者均行骨盆的 X 线正位片（骶骨、尾骨与耻骨联合一致）和患侧髋关节的轴位片。当有疑问时，进行 CT 扫描并测量股骨前倾角。

95% 的患者在髋关节镜下发现了髋臼侧软骨损伤的证据，而股骨侧软骨损伤罕见。髋臼软骨损伤可表现为软骨与软骨下骨分离、唇缘完整（"波浪征"），也可表现为软骨完全缺失。凸轮型髋臼周围撞击综合征常表现为软骨由外向内剥离。盂唇损伤主要见于钳夹型撞击，表现为变性、变薄，甚至完全消失。软骨和盂唇侧最严重的病变位于撞击最显著的区域，病变的严重程度与症状的持续时间成正比。当髋臼局部过度覆盖造成撞击时，治疗手段主要为髋臼边缘修整。当病变面积较小时，无须进一步剥离盂唇即可完成手术。当撞击区域较大时，须先将盂唇剥离，进行必要的修整，髋臼缘清理后使用 2.3 mm 的带线锚钉重新固定盂唇。暴露的软骨下骨采用微骨折技术处理。当盂唇缺失或无法有效固定时，研究者则不重建盂唇。术后对患者行 X 线检查（同术前），术后 2 周复查。术后 4～6 周再次进行临床评估和 X 线检查。在术后约 4 个月再次复查，记录关节活动度并与术前对比。术后 1 年进行末次随访或电话随访。

## 九、并发症

在植入手术操作器械时，与文献报道的研究相比，患者发生医源性的盂唇撕裂、髋臼和股骨软骨损伤更常见。这些结构很容易被导针刺穿或被圆柱形扩张器和髋关节镜套管损伤。当关节紧张时，发生医源性损伤的风险及程度增加。为了避免这种损伤而使用肢体牵引时，关节分离必须至少到达 10 mm。然而，当牵引强度过大，时间超过 60 分钟时，足背皮肤缺血及会阴部神经损伤的概率增加。15 例患者出现术后会阴部感觉障碍，一般数天至数周内消退。在前外侧入路建立过程中，研究者还观察到 2 例盂唇穿孔和几例股骨软骨的浅表损伤。近年来，研究者开始尝试使用在无牵引下进行入路建立和关节囊切开，将手术的总牵引时间减少到 30 分钟左右，未发生牵引相关的并发症。此外，由外向内关节囊切开技术的应用，发生医源性损伤的数量下降到零。

## 十、结果

纳入研究的患者在年龄、体力活动、干预前的症状持续时间和并发症方面具有很大的异质性。2 例患者失访。本研究主要从患者满意度和活动度改善这两方面进行评价。大多数患者的结果为阳性。几乎所有患者均报告运动幅度和舒适度有所改善。所有患者 90° 髋关节屈曲内旋活动度均有改善，外旋无明显改善。大多数患者报告疼痛有显著改善，15% 的患者症状完全消失。其他不适主要表现为髋关节屈曲＞90° 时腹股沟区疼痛。双侧手术患者对先手术侧满意度高于后手术侧。一名 46 岁女性先手术侧效果良好，而对侧术后效果不佳，2 年后行全髋关节置换术。大多数患者效果良好，并愿意再次手术。30% 的患者表示手术效果低于预期，但对手术效果很满意，并表示术后症状有所改善。10% 的患者虽然报告有改善，但不愿再次手术。多数患者 4～9 个月后，可获得稳定疗效。部分患者术后 1 年左右恢复正常。根据文献，研究者观察到术前症状不超过 1 年的患者的术后效果更好。在 30 岁以下的患者中，尤其是在职业运动员中，效果更好且见效更快。如前所述，随着时间的推移，伴有髋关节软骨严重损伤的患者术后症状很快加重。

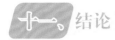 结论

关节镜手术是治疗单纯髋臼周围撞击综合征的理想方法。准确的诊断和患者慎重的选择是成功的关键。然而，依然有30%的患者未能达到预期。特别是对于年轻患者，即便这些年轻患者不从事运动，也常报有过高的期望。因此，术者必须清楚地向患者告知手术的优缺点。

许珂，张亮 译

参考文献

（遵从原版图书著录格式及出现顺序）

[1] Ganz R, Parvizi J, Beck M, et al. Femoroacetabular impingement: a cause for osteoarthritis of the hip. Clin Orthop Relat Res. 2003;(417):112–20. https:// doi.org/10.1097/01.blo.0000096804.78689.c2.

[2] Ganz R, Gill TJ, Gautier E, et al. Surgical dislocation of the adult hip. A technique with full access to the femoral head and acetabulum without the risk of avas- cular necrosis. J Bone Joint Surg Br. 2001;83:1119– 24. https://doi.org/10.1302/0301-620x.83b8.11964.

[3] Botser IB, Jackson TJ, Smith TW, et al. Open surgi- cal dislocation versus arthroscopic treatment of femo- roacetabular impingement. Am J Orthop Belle Mead NJ. 2014;43:209–14.

[4] Domb BG, Stake CE, Botser IB, Jackson TJ. Sur- gical dislocation of the hip versus arthroscopic treatment of femoroacetabular impingement: a pro- spective matched-pair study with average 2-year fol- low-up. Arthroscopy. 2013;29:1506– 13. https://doi. org/10.1016/j.arthro.2013.06.010.

[5] Zingg PO, Ulbrich EJ, Buehler TC, et al. Surgical hip dislocation versus hip arthroscopy for femoro- acetabular impingement: clinical and morphologi- cal short-term results. Arch Orthop Trauma Surg. 2013;133:69–79. https://doi.org/10.1007/s00402-012-1616-2.

[6] Matsuda DK, Carlisle JC, Arthurs SC, et al. Compara- tive systematic review of the open

dislocation, mini- open, and arthroscopic surgeries for femoroacetabular impingement. Arthroscopy. 2011;27:252–69. https:// doi. org/10.1016/j.arthro.2010.09.011.

[7] Fayad TE, Khan MA, Haddad FS. Femoroacetabular impingement: an arthroscopic solution. Bone Joint J. 2013;95-B:26–30. https:// doi.org/10.1302/0301- 620X.95B11.33016.

[8] Kaplan KM, Shah MR, Youm T. Femoroacetabular impingement--diagnosis and treatment. Bull NYU Hosp Jt Dis. 2010;68:70–5.

[9] Tibor LM, Liebert G, Sutter R, et al. Two or more impingement and/or instability deformities are often present in patients with hip pain. Clin Orthop. 2013;471:3762–73. https://doi. org/10.1007/s11999- 013-2918-6.

[10] Nepple JJ, Clohisy JC. The dysplastic and unstable hip: a responsible balance of arthroscopic and open approaches. Sports Med Arthrosc Rev. 2015;23:180– 6. https://doi. org/10.1097/JSA.0000000000000096.

[11] Locher S, Werlen S, Leunig M, Ganz R. MR- arthrog- raphy with radial sequences for visualization of early hip pathology not visible on plain radiographs. Z Orthop Ihre Grenzgeb. 2002;140:52–7. https://doi. org/10.1055/s-2002-22122.

[12] Larson CM, Clohisy JC, Beaulé PE, et al. Intra- operative and early postoperative complications after hip arthroscopic surgery: a prospective mul- ticenter trial utilizing a validated grading scheme. Am J Sports Med. 2016;44:2292–8. https://doi. org/10.1177/0363546516650885.

[13] Clohisy JC, Nepple JJ, Larson CM, et al. Persis- tent structural disease is the most common cause of repeat hip preservation surgery. Clin Orthop. 2013;471:3788–94. https://doi.org/10.1007/ s11999- 013-3218-x.

[14] Byrd JWT. Hip arthroscopy by the supine approach. Instr Course Lect. 2006;55:325–36.

[15] Mannava S, Howse EA, Stone AV, Stubbs AJ. Basic hip arthroscopy: supine patient positioning and dynamic fluoroscopic evaluation. Arthrosc Tech. 2015;4:e391– 6. https://doi.org/10.1016/ j.eats.2015.05.005.

[16] Byrd JW, Pappas JN, Pedley MJ. Hip arthroscopy: an ana- tomic study of portal

placement and relationship to the extra-articular structures. Arthroscopy. 1995;11:418– 23. https://doi.org/10.1016/0749-8063(95)90193-0.

[17] Mlynarek RA, Cowan JB, Larson CM, et al. Arthroscopic approach to femoroacetabular impinge- ment. J Arthroplast. 2015;30:1096–104. https://doi. org/10.1016/j.arth.2015.04.016.

[18] Byrd JW. Avoiding the labrum in hip arthroscopy. Arthroscopy. 2000;16:770–3. https://doi. org/10.1053/ jars.2000.7686.

[19] Alwattar BJ, Bharam S. Hip arthroscopy portals. Oper Tech Sports Med. 2011;19:74–80. https:// doi. org/10.1053/j.otsm.2010.12.003.

[20] Dienst M, Seil R, Kohn DM. Safe arthroscopic access to the central compartment of the hip. Arthros- copy. 2005;21:1510–4. https://doi. org/10.1016/j. arthro.2005.09.014.

[21] Clohisy JC, Carlisle JC, Beaulé PE, et al. A sys- tematic approach to the plain radiographic evalua- tion of the young adult hip. J Bone Joint Surg Am. 2008;90(Suppl 4):47–66. https://doi. org/10.2106/ JBJS.H.00756.

[22] Beck M, Kalhor M, Leunig M, Ganz R. Hip morphol- ogy influences the pattern of damage to the acetabular cartilage. J Bone Joint Surg Br. 2005;87-B:1012–8. https://doi.org/10.1302/0301-620X.87B7.15203.

[23] Kassarjian A, Brisson M, Palmer WE. Femoroac- etabular impingement. Eur J Radiol. 2007;63:29– 35. https://doi.org/10.1016/j.ejrad.2007.03.020.

[24] Meyer DC, Beck M, Ellis T, et al. Comparison of six radiographic projections to assess femoral head/neck asphericity. Clin Orthop Relat Res. 2006;445:181–5. https://doi.org/10.1097/01. blo.0000201168.72388.24.

[25] Eijer H, Myers SR, Ganz R. Anterior femoroac- etabular impingement after femoral neck fractures. J Orthop Trauma. 2001;15:475–81. https://doi. org/10.1097/00005131-200109000-00003.

[26] Barton C, Salineros MJ, Rakhra KS, Beaulé PE. Validity of the alpha angle measurement on plain radiographs in the evaluation of cam-type femoroac- etabular impingement. Clin Orthop. 2011;469:464–9. https://doi.org/10.1007/s11999-010-1624-x.

[27] Werner CML, Ramseier LE, Ruckstuhl T, et

[27] al. Nor- mal values of Wiberg's lateral center-edge angle and Lequesne's acetabular index--a coxometric update. Skelet Radiol. 2012;41:1273– 8. https://doi. org/10.1007/s00256-012-1420-7.

[28] Zumstein M, Hahn F, Sukthankar A, et al. How accu- rately can the acetabular rim be trimmed in hip arthros- copy for pincer-type femoral acctabular impingement: a cadaveric investigation. Arthroscopy. 2009;25:164– 8. https://doi.org/10.1016/j.arthro.2008.09.016.

[29] Ferguson SJ, Bryant JT, Ganz R, Ito K. An in vitro investigation of the acetabular labral seal in hip joint mechanics. J Biomech. 2003;36:171–8. https://doi.org/10.1016/S0021-9290(02)00365-2.

[30] Dwyer MK, Jones HL, Field RE, et al. Femoroace- tabular impingement negates the acetabular labral seal during pivoting maneuvers but not gait. Clin Orthop. 2015;473:602–7. https://doi.org/10.1007/s11999- 014-3760-1.

[31] Ito K, Minka-II M-A, Leunig M, et al. Femoroacetabu- lar impingement and the cam-effect. J Bone Joint Surg Br. 2001;83-B:171–6. https://doi.org/10.1302/0301-620X.83B2.0830171.

[32] Gojda J, Bartoníček J. The retinacula of Weitbrecht in the adult hip. Surg Radiol Anat. 2012;34:31–8. https://doi.org/10.1007/s00276-011-0829-3.

[33] Philippon MJ, Schenker ML, Briggs KK, et al. Revi- sion hip arthroscopy. Am J Sports Med. 2007;35:1918– 21. https://doi. org/10.1177/0363546507305097.

[34] Ranawat AS, McClincy M, Sekiya JK. Anterior dis- location of the hip after arthroscopy in a patient with capsular laxity of the hip. A case report. J Bone Joint Surg Am. 2009;91:192–7. https://doi.org/10.2106/ JBJS.G.01367.

[35] Benali Y, Katthagen BD. Hip subluxation as a complica- tion of arthroscopic debridement. Arthroscopy. 2009;25: 405–7. https://doi. org/10.1016/j.arthro.2009.01.012.

[36] Domb BG, Philippon MJ, Giordano BD. Arthroscopic capsulotomy, capsular repair, and capsular plication of the hip: relation to atraumatic instability. Arthroscopy. 2013;29:162– 73. https://doi.org/10.1016/j.arthro.2012. 04.057.

[37] Abrams GD, Hart MA, Takami K, et al.

Biomechanical evaluation of capsulotomy, Capsulectomy, and capsu- lar repair on hip rotation. Arthroscopy. 2015;31:1511– 7. https://doi.org/10.1016/j.arthro.2015.02.031.

[38] Myers CA, Register BC, Lertwanich P, et al. Role of the acetabular labrum and the iliofemoral ligament in hip stability: an in vitro biplane fluoroscopy study. Am J Sports Med. 2011;39(Suppl):85S–91S. https:// doi.org/10.1177/0363546511412161.

[39] Garrison JC, Osler MT, Singleton SB. Rehabilitation after arthroscopy of an acetabular labral tear. North Am J Sports Phys Ther. 2007;2:241–50.

[40] Spencer-Gardner L, Eischen JJ, Levy BA, et al. A com- prehensive five-phase rehabilitation programme after hip arthroscopy for femoroacetabular impingement. Knee Surg Sports Traumatol Arthrosc. 2014;22:848– 59. https://doi.org/10.1007/s00167-013-2664-z.

[41] Cheatham SW, Kolber MJ. Rehabilitation after hip arthroscopy and labral repair in a high school football athlete. Int J Sports Phys Ther. 2012;7:173–84.

[42] Stalzer S, Wahoff M, Scanlan M. Rehabilitation following hip arthroscopy. Clin Sports Med. 2006;25:337–57, x. https://doi.org/10.1016/j.csm.2005.12.008.

[43] Wahoff M, Ryan M. Rehabilitation after hip femo- roacetabular impingement arthroscopy. Clin Sports Med. 2011;30:463–82. https://doi.org/10.1016/j. csm.2011.01.001.

[44] Philippon MJ, Decker MJ, Giphart JE, et al. Rehabilita tion exercise progression for the gluteus medius muscle with consideration for iliopsoas tendinitis: an in vivo electromyography study. Am J Sports Med. 2011;39: 1777–85. https://doi.org/10.1177/0363546511406848.

[45] Edelstein J, Ranawat A, Enseki KR, et al. Post-operative guidelines following hip arthroscopy. Curr Rev Musculoskelet Med. 2012;5:15–23. https://doi. org/10.1007/s12178-011-9107-6.

[46] Enseki KR, Martin R, Kelly BT. Rehabilitation after arthroscopic decompression for femoroacetabular impingement. Clin Sports Med. 2010;29:247–55, viii. https://doi.org/10.1016/j.csm.2009.12.007.

[47] Enseki KR, Martin RL, Draovitch P, et al. The hip joint: arthroscopic procedures and postoperative reha- bilitation. J Orthop Sports Phys Ther. 2006;36:516– 25. https://doi.org/10.2519/jospt.2006.2138.

[48] Yasunaga Y, Takahashi K, Ochi M, et al. Rotational acetabular osteotomy in patients forty-six years of age or older: comparison with younger patients. J Bone Joint Surg Am. 2003;85:266–72. https://doi.org/10.2106/00004623-200302000-00013.

[49] Aprato A, Jayasekera N, Villar R. Timing in hip arthroscopy: does surgical timing change clinical results? Int Orthop. 2012;36:2231–4. https://doi.org/10.1007/s00264-012-1655-x.

[50] Domb BG, Linder D, Finley Z, et al. Outcomes of hip arthroscopy in patients aged 50 years or older com- pared with a matched-pair control of patients aged 30 years or younger. Arthroscopy. 2015;31:231–8. https://doi.org/10.1016/j.arthro.2014.08.030.

[51] Malviya A, Paliobeis CP, Villar RN. Do professional athletes perform better than recreational athletes after arthroscopy for femoroacetabular impingement? Clin Orthop Relat Res. 2013;471:2477–83. https://doi.org/10.1007/s11999-013-2787-z.

[52] Philippon MJ, Weiss DR, Kuppersmith DA, et al. Arthroscopic labral repair and treatment of femoro- acetabular impingement in professional hockey play- ers. Am J Sports Med. 2010;38:99–104. https://doi. org/10.1177/0363546509346393.

[53] Byrd JWT, Jones KS. Diagnostic accuracy of clinical assessment, magnetic resonance imaging, magnetic resonance arthrography, and intra-articular injection in hip arthroscopy patients. Am J Sports Med. 2004;32: 1668–74. https://doi.org/10.1177/0363546504266480.

[54] Kamath AF, Componovo R, Baldwin K, et al. Hip arthros- copy for labral tears: review of clinical outcomes with 4.8-year mean follow-up. Am J Sports Med. 2009;37: 1721–7. https://doi.org/10.1177/0363546509333078.

# 第七章

# 股骨髋臼撞击综合征：治疗选择—开放式股骨骨软骨成形术和髋臼缘修整术

*Alessandro Aprato，Matteo Olivero，Alessandro Massè，and Reinhold Ganz*

# 一、简介

股骨髋臼撞击综合征的治疗目标是恢复正常的髋关节功能，消除病理机械性股骨和（或）髋臼畸形。可靠的髋关节外科脱位技术早在15年前就已报道，并成为治疗髋关节内病变的"金标准"（该金标准已有数年时间）。在过去的几十年里，用髋关节镜手术治疗股骨髋臼撞击综合征的患者越来越多。有文献报道，2006—2010年，髋关节镜手术的使用剧增了600%以上。然而，随着翻修手术的增加，其成功率有所下降，主要是因为畸形矫正不足或忽视了并存畸形。

当有复杂畸形或多种畸形并存时，首选开放式治疗。开放式治疗的主要适应证是髋臼广泛过度覆盖，如髋臼过深、重度髋臼后倾、合并股骨后倾和大粗隆高位的撞击。股骨头骨骺滑脱的重度股骨后倾、股骨头骨骺骨软骨病的股骨头复杂畸形及髋关节镜手术治疗失败等也是开放式手术的适应证。在任何情况下，MRI检查和CT检查都是必要的，必须进行全面的术前评估，以确定引起撞击的原因。

# 二、髋关节外科脱位

麻醉方式可选择全身麻醉或脊髓麻醉，全身麻醉是首选，因其可使全身肌肉松弛。

患者取侧卧位，垫好垫子。在髋关节脱位时，通常前方用单个方形耻骨体位架，而不是传统上用于全髋关节置换术的前方体位架（图7.1）。因为当髋关节脱位后且将腿放在手术床前侧的袋子中时，传统体位架会影响到下肢体位的摆放。

医师用标准方法消毒大粗隆区域、铺单，并在患者手术床的边缘挂一个无菌袋，以便在髋关节脱位时将脚放进去。

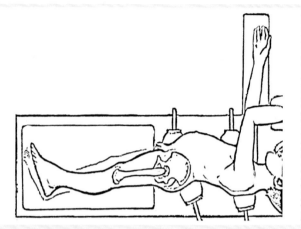

图7.1 患者处于侧卧位，在其前方仅支撑耻骨联合，可更方便腿的摆放

采用 Kocher-Langenbeck 入路或 Gibson 入路进行髋关节外科脱位。Gibson 入路通常更美观，皮下组织的"鞍状变形"更少。待患者的髋关节完全伸直后，沿大粗隆前1/3处切开皮肤（图7.2）。在肥胖患者中，皮肤切口适当向近端延伸，以方便用摆锯进行粗隆截骨。阔筋膜沿皮肤切口切开。臀大肌向后牵开而不是撕开，避免导致前方肌纤维的神经血管损伤。

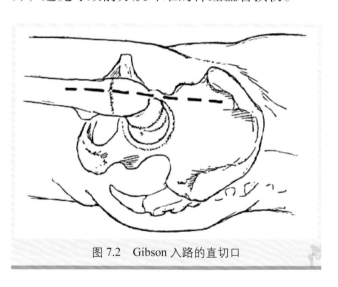

图7.2 Gibson 入路的直切口

将下肢内旋，显露臀中肌后缘。不要尝试牵拉臀中肌和辨识梨状肌肌腱。

切开粗隆滑囊后，可以识别旋股内侧动脉深支的大粗隆支，该分支是识别股方肌上缘的标志。在该区域，旋股内侧动脉的深支绕过闭孔外肌肌腱向关节囊内走行。在规划的粗隆截骨线水平上将该大粗隆支电凝，不影响股骨头的血供。

将下肢内旋20°～30°，进行股骨粗隆截骨术。大粗隆骨片保留了近端臀中肌或臀小肌和远端股外侧肌之间的连续性。所有外旋肌均应保留在大粗隆内侧的稳定部分，以保护和保留旋股内侧动脉的深支，该深支在上孖肌水平成为囊内支。

最初的报道显示，该手术是一个平直的大粗隆截骨术（图7.3）。截骨线在大粗隆后嵴的前方，近端从大粗隆尖中点穿出。通常，臀中肌止点的部分纤维会连在活动部分，在活动该骨片时需进行松解，但不要全用摆锯进行截骨，大粗隆前皮质可以用骨刀撬开。

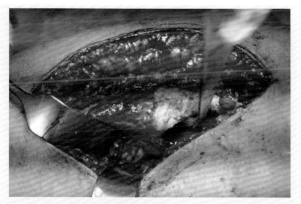

从大粗隆后缘到股外侧嵴后缘连一直线，截骨线平行于股骨干的长轴，并向前至臀中肌止点最后处穿出，臀中肌的一些纤维必须附着在股骨的稳定部分，然后进行松解

图7.3 最初所述的大粗隆直形截骨术

大粗隆梯形截骨术可以实现更稳定的骨片固定，减少大粗隆畸形愈合和不愈合的风险。2个截骨平面之间的台阶应约为5 mm（图7.4）。当要将大粗隆远端下移时，需选直形截骨术，而在其他情况下，建议选择阶梯状或"Z"形截骨术，尽管这两种截骨术在技术上要求更高。

现在可以用Hohmann拉钩将截骨片牵向前方。为使骨片获得足够的活动度，必须松解前

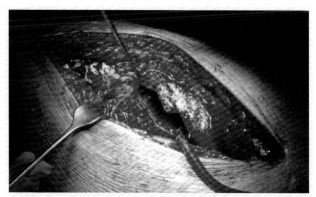

图7.4 大粗隆"Z"形截骨术

上方牢固的纤维连接。如果梨状肌肌腱的一部分仍然附着在活动的骨片上，则应将这些纤维在紧贴大粗隆骨片的位置切断。骨片可以倾斜并完全向前移动。

将髋关节轻度屈曲和外旋，在梨状肌肌腱和臀小肌之间形成安全间隙。为找到该间隙，应该从紧靠大粗隆的基底部开始切开，牢记所有滋养股骨头的血管和交通支都在梨状肌肌腱的远端。保留梨状肌肌腱的完整性，可保护坐骨神经和臀下动脉与旋股内侧动脉深支之间的交通支。该交通支沿梨状肌肌腱的下缘走行，在深支损伤的情况下，可单独保证股骨头的充足血供，将臀小肌从关节囊上分离，并牵向头侧。

在不同方向屈伸和内外旋下肢，以充分暴露关节囊。通常对右髋关节进行"Z"形关节囊切开术，对左髋关节进行反向"Z"形关节囊切开术。首先，顺着股骨颈轴线方向向前外侧切开关节囊，在远端，自关节囊的股骨前方止点附近开始，向髋臼的前下缘延伸；在近端，平行于髋臼缘向后延伸，直至牵开的梨状肌肌腱（图7.5）。

Langenbeck拉钩放置在12点钟的位置，以牵开软组织。牵引、屈曲和外旋下肢，并在股骨距周围放一个骨钩辅助，轻柔将髋关节脱位。

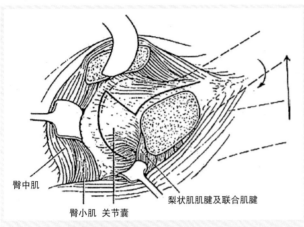

臀中肌
臀小肌 关节囊
梨状肌肌腱及联合肌腱

首先沿着股骨颈向前外侧切开，近端平行于髋臼缘向后侧延伸，远端向髋臼前下缘延伸至小粗隆
图 7.5  关节囊"Z"形切开术

然后切开圆韧带，进一步屈曲和外旋下肢，以使髋关节完全向前脱位。

然后将腿放在患者前方的无菌袋中。对于既往手术或创伤遗留瘢痕者，在髋关节完全脱位前，须识别、检查和分离坐骨神经，以避免损伤神经。

完全脱位后，再将关节重新复位，通过评估完整范围的屈伸运动，以及屈曲外展外旋（FABER 试验）和屈曲内收内旋（FADIR 试验或撞击试验）的联合运动，以识别撞击区域。在完全伸直和外旋的情况下可以检查后下缘区域。

通过控制下肢，可以显露出整个髋臼和股骨近端的绝大部分，并进行操作。

一旦髋关节脱位，软骨就完全暴露在外，因此要经常用生理盐水冲洗来保护软骨，以免软骨干燥。

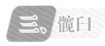 髋臼

另外 2 个拉钩用于评估髋臼：一个置于髋臼缘的前方，另一个置于髋臼缘的下方。保持大腿与地面平行，助手顶住膝关节以进一步暴露髋臼。为了评估髋臼后缘，将髋关节伸直以

使后方的肌瓣和坐骨神经松弛。在髋臼后缘的后方放置一个小 Hohmann 拉钩，将股骨颈牵开，以便检查关节的后下方（图 7.6）。

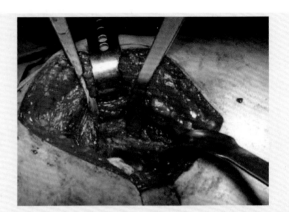

一个拉钩在 12 点钟的位置；一个拉钩在髋臼前缘；一个大的、窄的、弯的 Hohmann 拉钩在髋臼后缘，以牵开股骨颈
图 7.6  髋臼显露时拉钩的位置

髋臼软骨和盂唇的损伤模式取决于髋关节的形态。在钳夹型股骨髋臼撞击综合征或冲击型股骨髋臼撞击综合征中，盂唇是首要的受损结构。典型的损伤模式是盂唇内囊肿的形成和邻近软骨的退化。在髋臼后倾的髋关节中，损伤区域位于前上方，在深陷型髋臼中，损伤区域可以是环形的。在晚期病变中，可有盂唇撕裂。由重复性微创伤引起的盂唇底部的骨增生进一步加重撞击。如果强行屈髋，股骨头后下部和髋臼之间的压力增加，会在股骨头和髋臼软骨上形成对冲性病变。

在凸轮型股骨髋臼撞击综合征或容纳型股骨髋臼撞击综合征中，软骨损伤常在髋臼的前上方（1 点钟方向）。最初，盂唇是稳定的，且没有损伤，而软骨从盂唇向髋臼的中心剥脱。在后期，盂唇也成为退化的一部分。

孤立的凸轮型和钳夹型股骨髋臼撞击综合征罕见，大多数患者都是这两种机制的混合，即软骨损伤合并盂唇损伤。在一些患者中，大粗隆或小粗隆与髋臼周围骨之间存在关节外撞击。关节外撞击有时只有在去除关节内撞击后

才会显现出来。

可以用一个钝头探针来评估盂唇是否脱落或撕裂。如果盂唇撕裂无法修复，则可对部分盂唇进行清理。如今，使用自体筋膜组织进行盂唇重建的结果是令人鼓舞的。

在最大过度覆盖的区域，将盂唇从髋臼边缘进行锐性分离（图 7.7）。然后，用弯骨刀或 5 mm 的高速磨钻修整髋臼缘。根据"交叉征"和外侧中心边缘角，术前可通过 X 线检查和 CT 扫描估算去除的骨量。分层软骨的区域可被视为臼缘去除量的良好标志，一般来说，每去除 1 mm 髋臼对应减少 2° 的髋臼覆盖。术中，逐渐增加髋臼边缘的去除量，直到在重复测试期间不再出现进一步的撞击。过度去除髋臼缘可导致髋关节不稳定和髋臼覆盖不足，类似于髋臼发育不良。

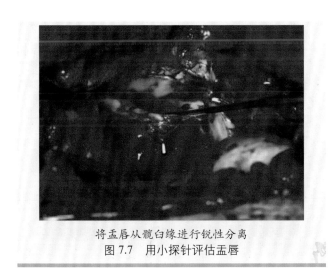

将盂唇从髋臼缘进行锐性分离
图 7.7　用小探针评估盂唇

如果确定有全层软骨损伤，可以进行微骨折手术。

在进行髋臼缘修整术后，清理磨损的盂唇和不健康的组织，尽可能多留下活组织。Philippon 等建议在不进行增强手术的情况下，修复和重建的盂唇宽度至少要 7 mm。必须使用可吸收缝合锚钉将盂唇再锚定在出血的骨面上。在大多数情况下，使用 3 ~ 4 枚锚钉。锚钉必

须置于距软骨面 2 ~ 3 mm 处，且必须远离软骨以避免穿透软骨。缝线以穿孔方式穿过盂唇（图 7.8）。缝线也可以采用环形的方式绕过盂唇，以避免进一步的组织损伤，然而，该技术的密封效果有限。在髋关节复位后，必须将缝线再最终收紧，以提供更均匀的盂唇扩张和线结张力。线结须置于盂唇的关节囊侧，以避免与关节面接触。

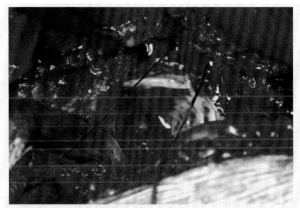

只有在髋关节复位后再将缝线最终收紧，以获得更具解剖学意义的盂唇对齐和完美的关节张力
图 7.8　缝线穿过盂唇

在早期行盂唇清理再锚定操作，并成为获得更好中长期结果的首选方法。

## 四、股骨

为了使股骨近端达到最佳暴露效果，将下肢仍放在无菌袋中，膝关节放低，髋关节内收并进行外旋。在股骨颈周围放置 2 个钝性的 Hohmann 拉钩（图 7.9）。首先，必须识别和保护带有血管的后上支持带。支持带区域宽约为 2 cm，肉眼即可识别。通过脱位的髋关节可以很容易判断股骨的前倾。撞击可能是股骨过度前倾或后倾所致。在这些情况下，最终应将切口向远侧延伸并进行粗隆下截骨术。

通常，股骨隆起位于头颈交界前上部，可通过其炎症表现进行辨识。软骨可以有粉红色

外观，有时在非球形区域附近可见囊肿。透明塑料模板有助于更好地识别非球形区域的范围，并指导矫正量（图 7.10）。

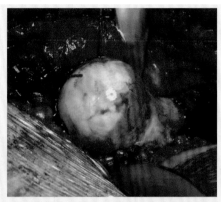

将 2 个钝性 Hohmann 拉钩放在股骨颈周围，可进一步将股骨头抬起

图 7.9　股骨头和股骨颈显露时拉钩的位置

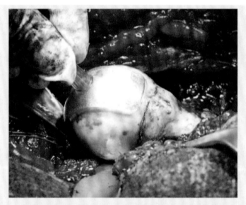

图 7.10　使用不同型号的透明塑料模板发现和评估股骨侧隆起

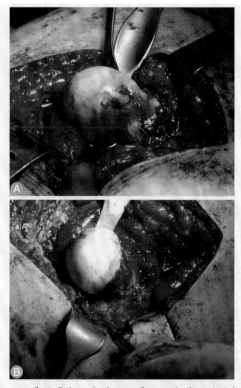

图 7.11　A.骨软骨成形术前，股骨头颈交界处的隆起；B.骨软骨成形术后，股骨头颈交界处的隆起

可以使用弯骨刀或高速磨钻去除异常骨，以恢复正确的头颈偏心距。必须使用模板反复评估股骨的轮廓，并测试直至无撞击运动（图 7.11）。

在骨软骨成形术中，必须始终在影像学设备的直视下进行，保证支持带的完整性和保护股骨头的血供。如果隆起向后延伸到支持带上方，切除时不仅要考虑支持带血管的穿行区域，还要考虑骨内供血血管位置相当表浅（图 7.12）。

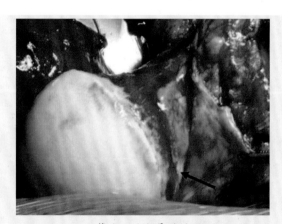

箭头：后上骨膜瓣

图 7.12　支持带瓣附近的有限骨切除

过度切除股骨颈会增加颈部骨折的风险，并损害盂唇的密封效果。几位研究者报告，在不增加骨折风险的前提下，股骨颈最多可切除直径的 30%。

在髋关节复位之前，可以清理圆韧带残端，并在清理后的骨面上涂抹骨蜡以减少出血（图 7.13）。

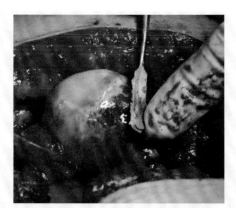

图 7.13 在打磨的骨面上涂抹骨蜡

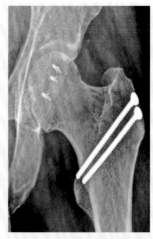

用 3.5mm 的螺钉固定粗隆
图 7.14 术后 X 线检查

据报道，在脱位期间，股骨头灌注减少约10%。术中"出血征"可以确认股骨头的充分血供。该试验包括在股骨头非承重区域进行的2.0 mm 的钻孔，钻孔后立即出现活动性出血被视为阳性。该试验已被证实为手术脱位后股骨头良好预后的可靠指标。一些研究者报告，可以使用电子设备监测流入海绵骨的血液。

### 复位

通过下肢牵引和控制内旋，注意不要撕裂盂唇缝线和翻转盂唇，股骨头可轻松复位。

髋关节复位后，再将盂唇缝线收紧，并对运动范围进行最终评估，以识别任何残余撞击。

只有关节囊的垂直切口可以用较松的可吸收缝线修复，应避免对关节囊施加过度的张力，以免牵拉支持带血管而减少股骨头的灌注。

然后复位大粗隆骨块。如果进行"Z"形截骨术，很容易实现解剖复位。在直截骨的情况下，大粗隆骨块可在解剖位置或更远端的位置复位，以使股骨颈相对延长，并改善外展肌的功能。然而，应避免过度矫正。用 2～3 枚3.5 mm 的螺钉从大粗隆外侧向内侧股骨距方向固定大粗隆的骨块（图 7.14）。

最后，逐层细致地缝合阔筋膜、皮下组织和皮肤。

### 小结

开放性外科脱位治疗股骨髋臼撞击综合征具有许多优点。首先，就缺血性坏死的风险而言，该手术是安全的，且发病率低。其次，外科脱位可充分显露整个髋臼和股骨近端，因此可识别和治疗主要的病理畸形。最后，通过一种手术入路，主刀医师可以对髋臼、股骨和软组织进行多种手术。

髋关节镜手术和开放手术均证明了对股骨髋臼撞击综合征治疗的有效性，并且两者都有特定的适应证。另外，仔细评估导致撞击的畸形也至关重要。

侯卫坤，许鹏　译

### 参考文献

（遵从原版图书著录格式及出现顺序）

[1] Ganz R, Gill TJ, Gautier E, et al. Surgical dislocation of the adult hip. A technique with full access to the femoral head and acetabulum without the risk of avas- cular necrosis. J Bone Joint Surg Br. 2001;83:1119– 24. https://doi.org/10.1302/0301-620x.83b8.11964.

[2] Ryan MK, Youm T, Vigdorchik JM. Beyond the scope open treatment of femoroacetabular

impingement. Bull Hosp Joint Dis. 2018;76:47–54.

[3] Bozic KJ, Chan V, Valone FH, et al. Trends in hip arthroscopy utilization in the United States. J Arthroplast. 2013;28:140–3. https://doi.org/10.1016/j. arth.2013.02.039.

[4] Philippon MJ, Schenker ML, Briggs KK, et al. Revision hip arthroscopy. Am J Sports Med. 2007;35:1918–21. https://doi.org/10.1177/0363546507305097.

[5] Clohisy JC, Nepple JJ, Larson CM, et al. Persistent structural disease is the most common cause of repeat hip preservation surgery. Clin Orthop. 2013;471:3788– 94. https://doi.org/10.1007/s11999-013-3218-x.

[6] Ganz R, Gill TJ, Gautier E, et al. Surgical dislocation of the adult hip a technique with full access to the femoral head necrosis. J Bone Joint Surg Br. 2001;83(8):1119–24.

[7] Beck M, Puloski S, Leunig M, et al. Surgical disloca- tion of the adult hip. A technique for the treatment of articular pathology of the hip. Semin Arthroplast. 2005;16:38–44.

[8] Marín-peña Ó. Femoroacetabular Impingement. Berlin: Springer; 2012.

[9] Gibson A. Posterior exposure of the hip joint: com- mentary. J Bone Jt Surg. 1950;32B:183–6. https://doi. org/10.1097/01.blo.0000150719.68914.a5.

[10] Gautier E, Ganz K, Krugel N, et al. Anatomy of the medial femoral circumflex artery and its surgical implications. J Bone Joint Surg Br. 2018;83-B:149. https://doi.org/10.1302/0301-620x.83b1.0830149.

[11] Schoeniger R, Lafrance AE, Oxland TR, et al. Does tro- chanteric step osteotomy provide greater stability than classic slide osteotomy? Clin Orthop. 2009;467:775– 82. https://doi.org/10.1007/s11999-008-0668-7.

[12] Kalhor M, Beck M, Huff TW, Ganz R. Capsular and pericapsular contributions to acetabular and femoral head perfusion. J Bone Joint Surg Am. 2009;91:409– 18. https://doi.org/10.2106/JBJS.G.01679.

[13] Beck M, Kalhor M, Leunig M, Ganz R. Hip morphol- ogy influences the pattern of damage to the acetabular cartilage Femoroacetabular

[14] Corten K, Ganz R, Chosa E, Leunig M. Bone apposi- tion of the acetabular rim in deep hips. J Bone Joint Surg Am. 2011;93:10–6. https://doi.org/10.2106/ jbjs.j.01799.

[15] Siebenrock KA, Steppacher SD, Haefeli PC, et al. Valgus hip with high antetorsion causes pain through posterior extraarticular FAI. Clin Orthop. 2013;471:3774–80. https://doi.org/10.1007/s11999-013-2895-9.

[16] Ganz R, Slongo T, Turchetto L, et al. The lesser tro- chanter as a cause of hip impingement: pathophysi- ology and treatment options. Hip Int. 2013;23:S35. https://doi.org/10.5301/hipint.5000063.

[17] Domb BG, Hartigan DE, Perets I. Decision making for labral treatment in the hip: repair versus débride- ment versus reconstruction. J Am Acad Orthop Surg. 2017;25:e53–62. https://doi.org/10.5435/ JAAOS-D-16-00144.

[18] Philippon MJ, Briggs KK, Fagrelius T, Patterson D. Labral refixation: current techniques and indi- cations. HSS J. 2012;8(3):240–4. https://doi.org/10.1007/s11420-012-9290-z.

[19] Graves ML, Mast JW. Femoroacetabular impinge- ment: do outcomes reliably improve with surgical dis- locations? Clin Orthop. 2009;467:717–23. https://doi. org/10.1007/s11999-008-0648-y.

[20] Slikker W, Van Thiel GS, Chahal J, Nho S. The use of double-loaded suture anchors for labral repair and capsular repair during hip arthroscopy. Arthrosc Tech. 2012;1:e213–7. https://doi.org/10.1016/j. eats.2012.08.002.

[21] Espinosa N, Beck M, Rothenfluh DA, et al. Treatment of femoro-acetabular impingement: preliminary results of labral refixation. J Bone Joint Surg Am. 2007;89-A:36–53.

[22] Aprato A, Jayasekera N, Villar RN. Revision hip arthroscopic surgery: outcome at three years. Knee Surg Sports Traumatol Arthrosc. 2013;22(4):932–7.

[23] Peters CL, Erickson JA. Treatment of femoro-acetabular impingement with surgical dislocation and débridement in young adults. J Bone Joint Surg Am. 2006;88:1735–41. https://doi.org/10.2106/ JBJS.E.00514.

[24] Philippon MJ, Briggs KK, Yen Y-M, Kuppersmith DA. Outcomes following hip arthroscopy for femoro-acetabular impingement with associated chondrolabral dysfunction. J Bone Joint Surg Br. 2008;91-B:16–23. https://doi.org/10.1302/0301-620x.91b1.21329.

[25] Wilson AS. Current concepts in management of femoroacetabular impingement. World J Orthop. 2013;3:204. https://doi.org/10.5312/wjo.v3.i12.204.

[26] Rego P, Mascarenhas V, Collado D, et al. Arterial topographic anatomy near the femoral head-neck perforation with surgical relevance. J Bone Joint Surg Am. 2017;99:1213–21. https://doi.org/10.2106/ JBJS.16.01386.

[27] Rothenfluh E, Zingg P, Dora C, et al. Influence of resection geometry on fracture risk in the treatment of femoroacetabular impingement: a finite element study. Am J Sports Med. 2012;40:2002–8. https://doi.org/10.1177/0363546512456011.

[28] Mardones RM, Gonzalez C, Chen Q, et al. Surgical treatment of femoroacetabular impingement: evalu- ation of the effect of the size of the resection. J Bone Joint Surg Am. 2005;87:273 9. https://doi. org/10.2106/JBJS. D.01793.

[29] Loh BW, Stokes CM, Miller BG, Page RS. Femoroacetabular impingement osteoplasty. Bone Joint J. 2015;97-B:1214–9. https://doi.org/10.1302/0301-620x.97b9.35263.

[30] Nötzli HP, Siebenrock KA, Hempfing A, et al. Perfusion of the femoral head during surgical disloca- tion of the hip: monitoring by laser doppler flowm-etry. J Bone Joint Surg Br. 2003;84:300–4. https://doi. org/10.1302/0301-620x.84b2.12146.

[31] Aprato A, Bonani A, Giachino M, et al. Can we pre- dict femoral head vitality during surgical hip disloca- tion? J Hip Preserv Surg. 2014;1:77–81. https://doi. org/10.1093/jhps/hnu010.

[32] Madhuri V, Dutt V, Samuel K, Gahukamble AD. Intra-operative femoral head vascular- ity assessment: an innovative and simple tech-nique. Indian J Orthop. 2012;45:231–5. https://doi.org/10.4103/0019-5413.91649.

[33] Masse A, Aprato A, Rollero L, et al. Surgical dislo- cation technique for the treatment of acetabular frac- tures. Clin Orthop Relat Res. 2013;471:4056–64. https://doi.org/10.1007/ s11999-013-3228-8.

[34] Massè A, Aprato A, Alluto C, et al. Surgical hip dislo- cation is a reliable approach for treatment of femoral head fractures. Clin Orthop Relat Res. 2015;473:3744– 51. https://doi.org/10.1007/ s11999-015-4352-4

# 第八章

## 髋臼重定位术

*Luigino Turchetto,*
*Stefano Saggin, and*
*Reinhold Ganz*

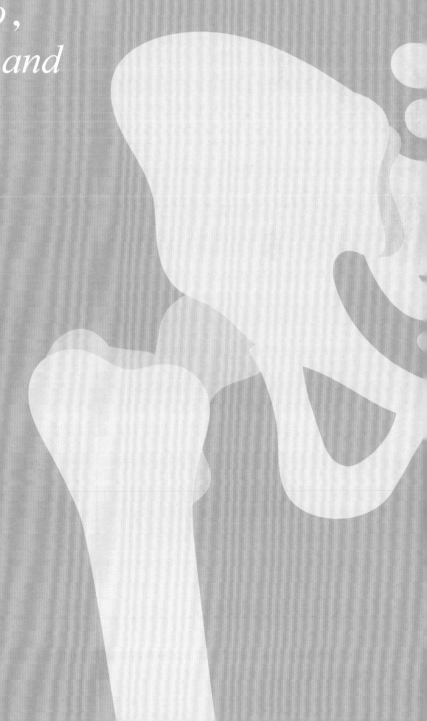

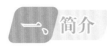
## 一、简介

髋骨关节炎与髋臼发育不良之间存在明显的相关性。髋臼发育不良继发于整体或髋臼局部的生长迟缓。生长迟缓持续相当长的时间，结果导致在髋臼结束生长时，股骨头虽然在髋臼内，但覆盖不足，股骨近端也经常出现一些轻微的畸形。

畸形主要表现为髋臼发育浅，因此需要对髋臼侧进行矫正，以增加负荷传递的面积。

对骨骼已经发育成熟的髋臼发育不良患者进行矫正，可改善症状并延长髋关节的寿命。本章将介绍由 Reinhold Ganz 首次描述和推广的髋臼周围截骨术。与三联骨盆截骨术相比，这种截骨术的主要优点是保留了骨盆的后柱连续性，增加了整体稳定性，有助于保护坐骨神经，并保证产道不受干扰。

## 二、髋关节发育不良的病理生理学

成年人残留髋关节发育不良的病理生理学通常被认为是矢状面的过度前倾和前外侧的覆盖不足。然而，最近研究表明，有 17% ~ 34% 的典型髋关节发育不良其实是后倾的，约 10% 的患者表现为单纯的前侧缺损，不到 5% 的患者表现为单纯的外侧缺损。

认识到这些前倾的变异，就能理解有些髋关节可能是被撞击的而不是发育不良引起的，这点很重要，在矫正手术时必须考虑这些参数。

## 三、髋关节发育不良与骨关节炎的关系

众所周知，髋关节发育不良是一种常见的导致髋关节骨关节炎的结构畸形。由于力传递面积减少导致病理性负荷。据报道，到 50 岁时，

25% ~ 50% 的患者可能有继发性关节退行性变。Murphy 等发现，如果负载传递面积小，即 Wiberg LCE 角为 16° 时，所有髋关节都会发生终末期骨关节炎。当伴有股骨头半脱位时，预计会导致"不可避免的髋关节功能障碍"。另一项研究指出，发育不良合并股骨头半脱位的患者，在 45 岁时将接受全髋关节置换术治疗。

MRI 检查已用于髋关节软骨异常的检查，然而软骨内最早的生化变化之一是细胞外基质中的蛋白多糖的消耗。软骨延迟钆增强 MRI 检查能够区分正常和异常的软骨，较低的软骨延迟钆增强 MRI 检查指数反映较低的蛋白多糖浓度。

MRI 检查显示髋关节发育不良的关节退行性变过程，不仅是髋臼窝偏心，而且首先是盂唇肥大（图 8.1A），盂唇可能发生伴有或不伴有骨片的撕脱（图 8.1B，图 8.1C）。盂唇的退化和撕裂不仅会降低股骨头的稳定性，还会降低密封功能，从而降低关节内的润滑和载荷分布。

Klaue 等将髋关节发育不良的盂唇撕裂称为髋关节骨关节炎的前兆，髋臼再定位术后的长期随访显示盂唇完整的髋关节患者的效果更好，也可佐证这一说法。

Tonnis 根据 X 线检查对髋关节发育不良的髋关节骨关节炎进行常规分型，按严重程度分为 3 级。然而，MRI 检查表明，即使在 0 级（正常髋关节）之前，也可能出现严重的软骨损伤。

## 四、再定位术

再定位术包括单处、二联和三联半骨盆截骨术，以及球形和髋臼周围截骨术。

再定位术通过将整个髋臼旋转以增加覆盖。除极少数髋臼窝很小的髋关节外，大多数髋臼

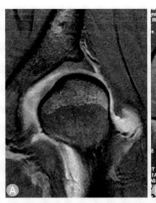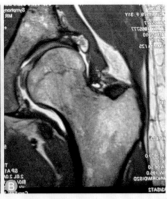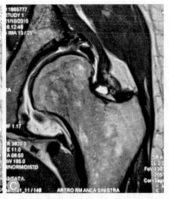

A. 由于剪切力补偿，髋关节发育不良的盂唇肥大；B. 剪切力导致肥大的盂唇撕脱；C. 病理负荷导致肥大的盂唇伴骨片撕脱
图 8.1 髋关节的 MRI 检查

都有足够的骨量，在需要时可以增加覆盖，并不会导致股骨头的其他部位出现明显的覆盖不足。通过再定位术，软骨下骨支持的透明软骨成为覆盖增加区域的滑动面，具有最佳的承重机械质量。

即使双侧进行操作，球形和髋臼周围截骨术也不改变产道的宽度。髋臼周围截骨术采用 Smith-Petersen 入路，便于切开关节囊、实施关节矫正和最终的股骨骨软骨成形术。

## 五、适应证和结果

髋臼周围截骨术适用于 10 岁以上的患者，再定位术的年龄上限是 45 岁。年龄过大，则手术的预后通常较差。虽然有报道显示，手术的中期结果良好。术前患者的髋关节骨关节炎越严重，则预后越差。在特殊情况下，Tonnis 2 级髋关节病变可作为适应证，但 3 级髋关节病变不适合进行再定位手术。再定位截骨术的操作要求很高，其并发症的发生率在 6% ~ 37%，因此每年需要大量的患者，以增加外科医师的经验并减少并发症的数量，这尤为重要。影响远期疗效的一个重要因素是空间校正的精度。

在上述前提下，对有症状的患者进行再定位术，其长期结果优于自然病史。若将纳入标准进一步限定为患者无髋关节骨关节炎症状、既往无髋关节手术史、患者年龄在 30 岁以内，则 15 ~ 22 年随访的成功率高达 100%。在没有并发症的情况下，髋臼周围截骨术对 1 级髋关节骨关节炎和 2 级髋关节骨关节炎的患者来说，获益更多；但全髋关节置换术对 3 级髋关节骨关节炎患者来说，获益更多。然而，虽然有大量关于再定位术的公开报道，但最近 Clohisy 等的文献综述表明，现有研究提供的证据水平相当低。因此，建议开展更多前瞻性纵向队列研究，以进一步调查最佳纳入标准、最佳矫正程度、并发症的发生率，以及该方法对不同程度的髋臼发育不良患者的手术效果。

## 六、手术技术

患者取仰卧位，患肢外露。采用改良 Smith-Petersen 入路进行髂前上棘截骨。从髂骨嵴的臀肌结节开始切开，向远端延伸，紧贴髂骨嵴和髂前上棘外侧，在髂前上棘下方 10 cm 处逐渐弧向远端和外侧（图 8.2）。

切开皮下脂肪组织，小心避开股外侧皮神经。识别阔筋膜张肌肌腹上方的筋膜，并沿肌纤维方向切开。阔筋膜张肌肌腹向外侧拉开，将肢体外展，即可显露肌肉下间室。

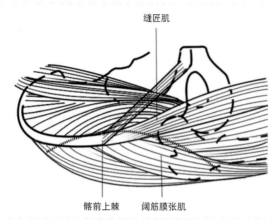

患者取仰卧位，采用改良的 Smith-Petersen 入路，对髂前上棘进行截骨

图 8.2　改良的 Smith-Petersen 入路示意

（改良自 Leunig 等 [54]）

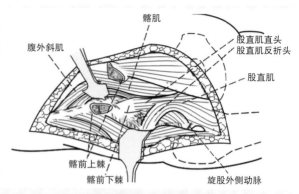

髂前上棘通过 "V" 形截骨术从外侧分离，距离约 1.5 cm，深度约 1 cm；阔筋膜张肌、腹外斜肌、腹股沟韧带和缝匠肌韧带等的起点翻向内侧；剥离外斜肌的起点，并将其远端部分在骨膜下进行分离，暴露旋股外侧动脉的升支并牵向远端

图 8.3　"V" 形截骨术示意

（改良自 Webert 和 Ganz[49]）

触及髂前上棘尖部，在其近端约 1.5 cm 处截骨，将髂前上棘与缝匠肌和腹股沟韧带的起点一起向内牵开。

将髋关节屈曲 45°，腹外肌的起点从髂骨嵴骨膜下剥离并提起。

在整个手术过程中，对髂骨内板进行骨膜下剥离直至骨盆缘，保持骨膜完整有助于保护髂肌，沿髂嵴分离髂肌的起点继续暴露。

纵向切开阔筋膜张肌的肌底，可显露股直肌外缘与反折头。

旋股外侧动脉的升支是阔筋膜张肌血供的重要来源，位于筋膜切口的远端，将其显露并牵向远端（图 8.3）。

将股直肌的直头从髂前下棘处切断，同时切断反折头。

将股直肌拉向远端，识别髂囊肌的内缘、外缘（图 8.4），并自外向内将其从关节囊上分离，直到髂耻关节囊打开，可见髂腰肌肌腱。在髂耻隆起内侧 1 cm 的耻骨支上插入一个尖头的 Hohmann 拉钩（图 8.5）。

髂囊肌完全分离后，暴露出股骨距周围关节囊的前下部。使用一把弯剪刀沿着前下关节

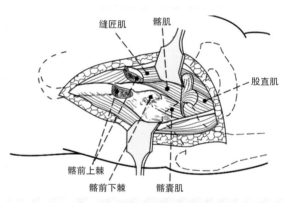

将股直肌牵向内侧，在前关节囊表面可见髂小肌，主要来自髂前下棘

图 8.4　牵开股直肌示意

（改良自 Webert 和 Ganz[49]）

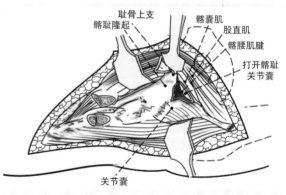

图 8.5　将髂小肌从关节囊上分离，打开髂外侧滑囊，可见腰大肌肌腱。在腰大肌肌腱底下放一个 Hohmann 拉钩，指向髂耻隆起内侧 1.5 ~ 2 mm 的耻骨支，将腰大肌肌腱向内侧牵拉。腰大肌肌腱可保护股神经和血管免受过度拉伸

（改良自 Webert 和 Ganz[49]）

囊插入，再将剪刀撑开即可打开关节囊与闭孔外肌之间的空间（图 8.6）。

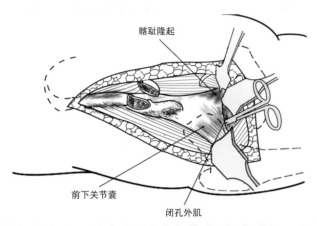

图 8.6　沿前下关节囊插入一把末端呈圆形的大弯剪刀，通过撑开剪刀打开关节囊与闭孔外肌之间的空间
（改良自 Webert 和 Ganz[49]）

由于供应股骨头的旋股内侧动脉位于闭孔外肌腹的远端，因此保持手术器械在闭孔外肌后面紧贴前下侧关节囊是安全的。

剪刀尖可以触及髋臼后下缘，该下缘被称为髋臼下沟，将剪刀向内侧滑入闭孔来评估坐骨宽度，以了解坐骨内缘的位置和四边体的方向，而不存在损伤位置更靠上的闭孔血管的风险。坐骨支外缘由腘绳肌的腱性起点形成，在屈髋时超过坐骨外缘。它们为手术器械提供软阻力，避免侧向滑动而损伤坐骨神经（图 8.7）。

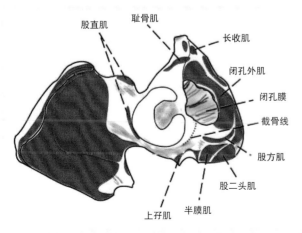

图 8.7　蓝色虚线表示坐骨前部到坐骨截骨的路径

髋臼周围截骨术可分为 5 步，必须在髋关节屈曲 45° 时依次进行。

第一步是坐骨的不完全截骨术，熟悉和牢记髋臼下坐骨的横径和形态。

首先，将一把 Cobb 骨膜剥离器插入关节囊和闭孔外肌之间的间隙，将闭孔外肌拉向远端，以助于将 15 mm 弯的双锋骨刀放到坐骨的前方（图 8.7）。用骨刀触及坐骨髋臼连接处和髋臼后下缘。弯骨刀的手柄指向略后下方向，并朝向对侧肩关节（图 8.8，图 8.9）。如果主刀医师对第一步感到不确定，可在透视设备下控制骨刀的位置和前进方向。

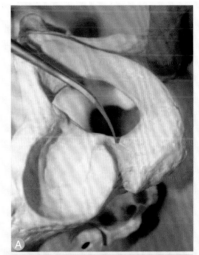

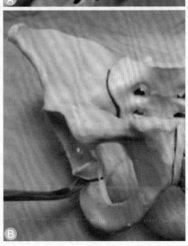

A. 骨盆的右侧观，表示弯骨盆截骨凿的位置和方向；B. 相同操作的正面观。弯骨刀的手柄指向略后下方向，朝向对侧肩关节，在坐骨中部有一个切迹
图 8.8　骨盆的右侧观和正面观

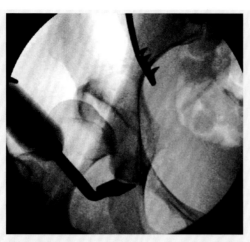

将骨刀缓慢地打入 20～25 mm 的深度，同时逐渐改变其方向，以便在骨刀完全插入时，其手柄朝向后上方
图 8.9　术中透视检查骨凿的正确位置和前进方向

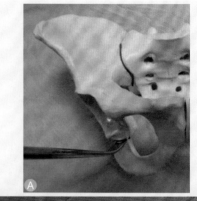

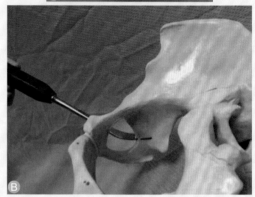

A. 坐骨内侧皮质截骨；B. 坐骨外侧皮质截骨。图中展示后柱变窄且比邻坐骨神经（未显示）
图 8.10　坐骨内外侧皮质截骨

其次，在坐骨的中部进行截骨，将骨刀缓慢地打入 20～25 mm 的深度，同时逐渐改变其方向，以便在骨刀完全插入时，其手柄朝向后上方。通过摆动动作，主刀医师可以感知内侧外侧皮质是否完整，并将骨刀向后退，直到刀片回到截骨开口的位置并保持接触。将骨刀移到剩余的骨桥上，内侧皮质应完全截断（图 8.10），而外侧皮质仅开槽，因为后柱变窄且比邻坐骨神经。

最后，后柱不完全截骨，但是截骨要足够深，以便在完成所有 5 步截骨中的最后一步，另外，在骨盆内侧截骨时，容易产生骨折。

坐骨最后截骨时，屈曲的髋关节必须外展并外旋，以放松和保护坐骨神经。

耻骨上支的截骨仅在髂耻隆起的内侧进行（图 8.11）。将屈曲的髋关节内收，把尖头 Hohmann 拉钩放在髂耻隆起内侧 1 厘米处，耻骨上支用一把小骨膜剥离子进行骨膜下剥离。将两把钝性弯拉钩置于其骨膜下，以保护闭孔神经和血管。

用一把 15 mm 宽的 Lexer 骨刀进行截骨，该骨刀位于髂耻隆起的内侧，与关节成一定的角度，并以 45° 指向截骨的尾端。通过摆动骨

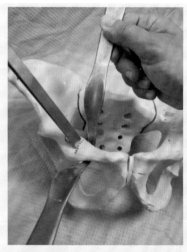

在骨膜下、垂直于耻骨上支的纵轴进行截骨；一把 15 mm 宽的 Lexer 骨刀同骨面保持 45° 夹角
图 8.11　耻骨上支截骨

刀来确认 2 块骨片之间的活动性，以确保完成截骨。最后，将一个钝头拉钩放入耻骨上支的截骨处。

为剩下的三步截骨显露髂骨和四边体表面，

使用弧形骨膜剥离器沿着前壁、四边体内侧和下方进行骨膜下剥离。

将一把反向的 Hohmann 拉钩放好，使其尖端靠近坐骨棘的位置（图 8.12），并在髂骨外壁开一个有限的骨膜下隧道，以向坐骨大切迹插入反向钝性 Hohmann 拉钩（图 8.13），以便在随后的截骨操作中保护肌肉和坐骨神经。

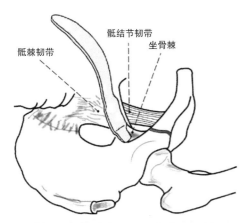

放置反向 Hohmann 拉钩，其尖端靠近坐骨棘
图 8.12　髋臼上方和后方截骨的准备示意
（改良自 Webert 和 Ganz[49]）

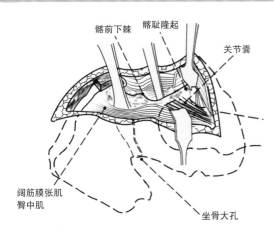

在髂骨外壁开一个有限的骨膜下隧道，以向坐骨大孔插入反向钝性 Hohmann 拉钩，以在随后的截骨中保护肌肉和坐骨神经

图 8.13　髋臼上方和后方截骨的准备
（改良自 Webert 和 Ganz[49]）

髋臼上截骨和髋臼后截骨分为 2 部分。标记截骨线，从髂前下棘截骨后的远端上方 10mm 处开始，并垂直延伸至骨盆弓状线外侧 1 cm 处

（图 8.14A）。然后呈 110° ~ 120° 向坐骨棘方向延伸（图 8.14B）。重要的是，髋臼后截骨应在距坐骨切迹约 1.5 cm 处进行（图 8.15A）。

用摆锯进行髋臼上截骨，再同这一截骨呈 110° ~ 120° 的方向，用弯骨刀截断骨盆弓状线外的剩余部分（图 8.15B）。

在上述部分，使用直骨刀按照上述所述的距离截断四边体的前 30 mm，直至坐骨大切迹（图 8.16A），并使用弯骨刀截断髋臼上部的外侧皮质（图 8.16B）。将一把 15 mm 宽的 Lexer 骨刀插入截骨处的后部，撬动手柄，髋臼产生杠杆运动，直到骨桥以可控的方式向坐骨棘断裂。

在髋臼骨块的髋臼上方植入 Schantz 螺钉，截骨间隙用一把骨盆撑开器撑开，使坐骨和髋臼上截骨块之间的剩余骨产生张力（图 8.18）。

最后一步截骨位于骨盆弓状线下方 4 cm 处，

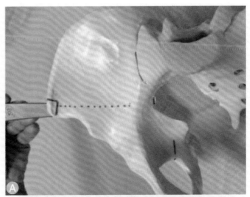

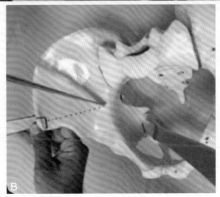

A. 髋臼上截骨的起点：截骨线用一个 10 mm 的直骨刀标记，从截断的髂前下棘远端开始；B. 髋臼上截骨的终点：截骨线从髂前下棘垂直延伸至骨盆线外侧 1 cm 处
图 8.14　髋臼上截骨示意

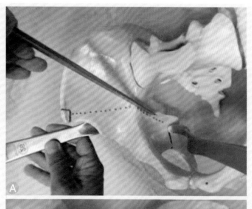

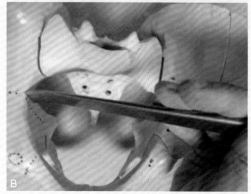

A. 髋臼后截骨路径：髋臼后截骨通常与髋臼上截骨线呈110°～120°，与坐骨大孔保持约1.5 cm的距离；B.髋臼后截骨开始时使用弯骨刀

图8.15 髋臼后截骨示意

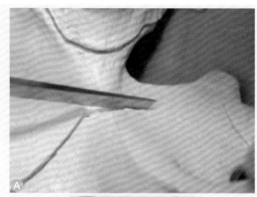

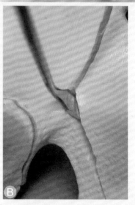

A. 四边体的前30 mm截骨使用直骨刀，保持距离坐骨大切迹1.5 cm；B.骨盆内侧观，髋臼上部的外侧皮质用一把弯骨刀截骨

图8.16 四边体和髋臼的截骨示意

使用一把20 mm宽的专用弯骨刀，在第一步的坐骨截骨和髋臼后上方截骨之间剩余的四边体后方上进行（图8.17，图8.18）。在操作时，建议患者稍微伸直髋关节和外展髋关节，以尽可能多地移开坐骨神经。

当完成髂骨截骨后，将Schantz螺钉向内侧

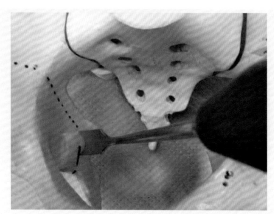

位于骨盆缘下方4 cm处，用一个20 mm宽的专用弯骨刀，在第一步坐骨截骨线和髋臼后上方截骨线之间保留的四边体后面进行

图8.17 最后一步截骨示意

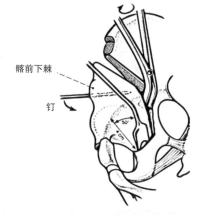

髂前下棘

钉

将Schantz螺钉平行于内壁穿过髂前下棘插入髋臼上骨桥，将撑开器插入髋臼上截骨的后部。通过联合手法操作，Schantz螺钉向内侧旋转（箭头），而撑开器向外旋转，使后下骨桥的最后部分在控制下断裂，髋臼骨块可自由移动

图8.18 骨块向外侧移位示意

（改良自Webert和Ganz[49]）

旋转，而撑开器则向外侧旋转，进行联合手法操作（图8.18）。这样，后下骨桥的最后一部分断裂，髋臼骨块现在可以移动，并允许绕股骨头中心自由旋转（图8.19B）。只有髋臼骨块可完全移动时，髋臼骨块才能在股骨头上方正确、充分地旋转。矫正过程中出现的髋臼上分裂是最后部分不完全活动所致（图8.19A）。

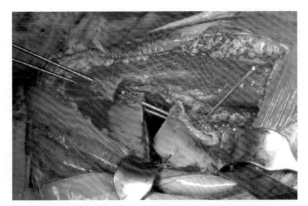

图8.20 使用2.5 mm的克氏针临时固定骨块

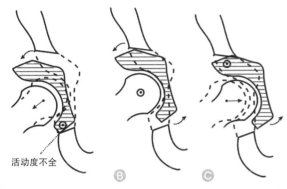

图8.19 A.矫正过程中出现的外上方间隙增大的趋势代表后下侧截骨不完全；B.如果截骨完全，则通过髋臼骨块围绕股骨头中心旋转来实现矫正；C.为了对抗髋关节发育不良时旋转中心外移的趋势，必须将骨块相应地内移
（改良自Webert和Ganz[49]）

校正量取决于覆盖不足的面积。由于前外侧骨缺损最常见，矫正手法是向前旋转，这也会改善外侧覆盖。注意，通过髋臼的旋转来保持或纠正髋臼骨块的前倾。如果矫正后在髋臼骨块和稳定髂骨之间产生间隙，则提示骨块尚未完全游离，必须重新进行截骨。矫正后的骨块先用2.5 mm的克氏针（图8.20）初步固定，对全骨盆行以耻骨联合为中心前后位X线照射。这对于控制骨盆的中立位和旋转是必要的，而这两者都会影响髋臼的前倾。

从髋臼前方"T"形切开关节囊显露关节，检查盂唇，如有必要，即存在游离瓣或盂唇内囊肿时，则进行清理。检查前外侧头颈交界处，并最终塑形至正常周径，避免潜在的撞击。

在正常情况下，髋关节被动屈曲需达90°，且在屈曲90°时内旋达30°。

最后用两枚3.5 mm的皮质骨螺钉从髂骨嵴钉到髋臼骨块上。从髂前下棘穿过骨块向骶髂关节打入另一枚螺钉（图8.21）。用摆锯去除髋臼骨块的前侧突起，并将其植于截骨间隙以稳定髂骨。闭合关节囊，用不可吸收缝线将股直肌的直头和反折头原位缝合到骨上。截掉的髂前上棘用3.5 mm的皮质骨螺钉固定。一般无须放置引流管。按常规方式关闭伤口浅层。

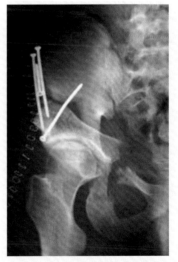

通过从髂骨嵴固定2枚3.5 mm的皮质螺钉到髋臼骨块上，和从髂前下棘穿过骨块至骶髂关节的第3枚螺钉实现的最终固定
图8.21 术后X线检查

 结论

髋关节周围的截骨术，尤其是髋臼周围截

骨术对现代髋关节手术产生了巨大影响。

几位研究者通过 20 年的随访研究，得出结论，髋臼周围截骨术可以更好地利用透明软骨覆盖股骨头，并且同已发表的髋臼周围其他截骨术研究相比，其中长期随访的平均临床髋关节评分似乎更优。

侯卫坤，许鹏　译

## 参考文献

（遵从原版图书著录格式及出现顺序）

[1] Aronson J. Osteoarthritis of the young adult hip: etiol- ogy and treatment. Instr Course Lect. 1986;35:119–28.

[2] Harris WH. Etiology of osteoarthritis of the hip. Clin Orthop Relat Res. 1986;(213):20–33.

[3] Strayer LM. Embryology of he human hip joint. Clin Orthop Relat Res. 1971;74:221–40.

[4] Clohisy JC, Schutz AL, St John L, et al. Periacetabular osteotomy: a systematic literature review. Clin Orthop Relat Res. 2009;467:2041–52. https://doi. org/10.1007/s11999-009-0842-6.

[5] Wynne-Davies R. Acetabular dysplasia and familial joint laxity: two etiological factors in congenital dis- location of the hip. A review of 589 patients and their families. J Bone Joint Surg Br. 1970;52:704–16.

[6] Nakamura S, Ninomiya S, Takatori Y, et al. Long-term outcome of rotational acetabular osteotomy: 145 hips fol- lowed for 10-23 years. Acta Orthop Scand. 1998;69:259– 65. https://doi.org/10.3109/17453679809000926.

[7] Siebenrock KA, Leunig M, Ganz R. Periacetabular osteotomy: the Bernese experience. Instr Course Lect. 2001;50:239–45.

[8] Clohisy JC, Nepple JJ, Ross JR, et al. Does surgical hip dislocation and periacetabular osteotomy improve pain in patients with Perthes-like deformities and acetabular dysplasia? Clin Orthop. 2015;473:1370–7. https://doi.org/10.1007/s11999-014-4115-7.

[9] Ganz R, Klaue K, Vinh TS, Mast JW. A new periace- tabular osteotomy for the treatment of hip dysplasias. Technique and preliminary results. Clin Orthop Relat Res. 1988;(232):26–36.

[10] Salter RB. Innominate osteotomy in the treatment of congenital dislocation and subluxation of the hip. J Bone Joint Surg Br. 1961;43:518–39.

[11] Li PLS, Ganz R. Morphologic features of congenital acetabular dysplasia: one in six is retroverted. Clin Orthop Relat Res. 2003;(416):245–53. https://doi. org/10.1097/01.blo.0000081934.75404.36.

[12] Mast JW, Brunner RL, Zebrack J. Recognizing ace- tabular version in the radiographic presentation of hip dysplasia. Clin Orthop Relat Res. 2004;(418):48–53. https://doi.org/10.1097/00003086-200401000-00009.

[13] Ganz R, Parvizi J, Beck M, et al. Femoroacetabular impingement: a cause for osteoarthritis of the hip. Clin Orthop Relat Res. 2003;(417):112–20. https:// doi.org/10.1097/01.blo.0000096804.78689.c2.

[14] Tannast M, Hanke MS, Zheng G, et al. What are the radiographic reference values for acetabular under- and overcoverage? Clin Orthop Relat Res. 2015;473:1234–46. https://doi.org/10.1007/s11999-014-4038-3.

[15] Hadley NA, Brown TD, Weinstein SL. The effects of contact pressure elevations and aseptic necrosis on the long-term outcome of congenital hip dislocation. J Orthop Res. 1990;8:504–13. https://doi.org/10.1002/jor.1100080406.

[16] Kummer B. Biomechanical aspects of hip dislocation. Orthopade. 1988;17:452–62.

[17] Cooperman DR, Wallensten R, Stulberg SD. Acetabular dysplasia in the adult. Clin Orthop Relat Res. 1983;(175):79–85.

[18] Murphy SB, Ganz R, Müller ME. The progno-sis in untreated dysplasia of the hip. A study of radiographic factors that predict the outcome. J Bone Joint Surg Am. 1995;77:985–9. https://doi.org/10.2106/00004623-199507000-00002.

[19] Wedge JH, Wasylenko MJ. The natural history of con- genital dislocation of the hip: a critical review. Clin Orthop Relat Res. 1978;(137):154–62.

[20] Hartofilakidis G, Karachalios T, Stamos KG. Epidemiology, demographics, and natural his- tory of congenital hip disease in adults. Orthopedics. 2000;23:823–7.

[21] Werlen S, Leunig M, Ganz R. Magnetic resonance arthrography of the hip in femoroacetabular impingement: technique and findings. Oper Tech Orthop. 2005;15:191–203. https://doi.org/10.1053/j. oto.2005.07.007.

[22] Locher S, Werlen S, Leunig M, Ganz R. MR-arthrography with radial sequences for visualization of early hip pathology not visible on plain radiographs. Z Orthop Ihre Grenzgeb. 2002;140:52– 7. https://doi.org/10.1055/s-2002-22122.

[23] Leunig M, Werlen S, Ungersböck A, et al. Evaluation of the acetabular labrum by MR arthrography. J Bone Joint Surg Br. 1997;79:230–4. https://doi. org/10.1302/0301-620x.79b2.7288.

[24] Beaulé PE, Zaragoza E, Copelan N. Magnetic reso- nance imaging with gadolinium arthrography to assess acetabular cartilage delamination. A report of four cases. J Bone Joint Surg Am. 2004;86:2294–8. https://doi.org/10.2106/00004623-200410000-00025.

[25] Schmid MR, Nötzli HP, Zanetti M, et al. Cartilage lesions in the hip: diagnostic effectiveness of MR arthrography. Radiology. 2003;226:382–6. https://doi. org/10.1148/radiol.2262020019.

[26] Zilkens C, Miese F, Kim Y-J, et al. Three-dimensional delayed gadolinium enhanced magnetic resonance imaging of hip joint cartilage at 3T: a prospective con- trolled study. Eur J Radiol. 2012;81:3420–5. https:// doi.org/10.1016/j.ejrad.2012.04.008.

[27] Ferguson SJ, Bryant JT, Ganz R, Ito K. The acetabular labrum seal: a poroelastic finite element model. Clin Biomech. 2000;15:463–8. https://doi.org/10.1016/ S0268-0033(99)00099-6.

[28] Parvizi J, Bican O, Bender B, et al. Arthroscopy for labral tears in patients with developmental dysplasia of the hip: a cautionary note. J Arthroplast. 2009;24:110– 3. https://doi.org/10.1016/j.arth.2009.05.021.

[29] Klaue K, Durnin CW, Ganz R. The acetabular rim syndrome. A clinical presentation of dysplasia of the hip. J Bone Joint Surg Br. 1991;73:423–9.

[30] Tönnis D. The prearthrotic deformity as origin of coxarthrosis. Radiographic measurements and their value in the prognosis. Z Orthop Ihre Grenzgeb. 1978;116:444–6.

[31] Wiberg G. Studies on dysplastic acetabula and con- genital subluxation of the hip joint with special ref- erence to the complication of osteoarthritis. Exp., Norstedt; 1939.

[32] Lequesne M, de Seze. False profile of the pelvis. A new radiographic incidence for the study of the hip. Its use in dysplasias and different coxopathies. Rev Rhum Mal Osteoartic. 1961;28:643–52.

[33] Tönnis D. Congenital dysplasia and dislocation of the hip in children and adults. Berlin: Springer-Verlag; 1987.

[34] Albers C, Steppacher S, Ganz R, et al. Optimal acetabular reorientation and offset correction improve the long term results after periacetabular osteotomy. Orthop Proc. 2012;94-B:585. https://doi.org/10.1302/1358-992X.94BSUPP_XXXVII.EFORT2011-585.

[35] Beck M, Kalhor M, Leunig M, Ganz R. Hip morphology influences the pattern of damage to the acetabular cartilage: femoroacetabular impinge-ment as a cause of early osteoarthritis of the hip. J Bone Joint Surg Br. 2005;87:1012–8. https://doi.org/10.1302/0301-620X.87B7.15203.

[36] Steel HH. Triple osteotomy of the innominate bone. J Bone Joint Surg Am. 1973;55:343–50.

[37] Wagner H. Osteotomies for congenital hip disloca- tion. In: The hip: proceedings of the fourth meeting of the hip society. CV Mosby Co; 1976. p. 45–66.

[38] Ninomiya S, Tagawa H. Rotational acetabular oste- otomy for the dysplastic hip. J Bone Joint Surg Am. 1984;66:430–6.

[39] Flückiger G, Eggli S, Kosina J, Ganz R. Birth after peri-acetabular osteotomy. Orthopade. 2000;29:63–7. https://doi.org/10.1007/s001320050009.

[40] Steppacher SD, Tannast M, Ganz R, Siebenrock KA. Mean 20-year followup of Bernese periace-tabular osteotomy. Clin Orthop. 2008;466:1633–44. https://doi.org/10.1007/s11999-008-0242-3.

[41] Yasunaga Y, Takahashi K, Ochi M, et al. Rotational acetabular osteotomy in patients forty-six years of age or older: comparison with younger patients. J Bone Joint Surg Am. 2003;85:266–72. https://doi.org/10.2106/00004623-200302000-00013.

[42] Millis MB, Kain M, Sierra R, et al. Periacetabular osteotomy for acetabular dysplasia in patients older than 40 years: a preliminary study. Clin Orthop. 2009;467:2228–34. https://doi.org/10.1007/ s11999-009-0824-8.

[43] Cunningham T, Jessel R, Zurakowski D, et al. Delayed gadolinium-enhanced magnetic resonance imaging of cartilage to predict early failure of Bernese peri- acetabular osteotomy for hip dysplasia. J Bone Joint Surg Am. 2006;88:1540–8. https://doi.org/10.2106/ JBJS. E.00572.

[44] Troelsen A, Elmengaard B, Søballe K. Medium-term outcome of periacetabular osteotomy and predictors of conversion to total hip replacement. J Bone Joint Surg Am. 2009;91:2169–79. https:// doi.org/10.2106/ JBJS.H.00994.

[45] Davey JP, Santore RF. Complications of periacetabular osteotomy. Clin Orthop Relat Res. 1999;(363):33–7.

[46] Schramm M, Hohmann D, Radespiel-Troger M, Pitto RP. Treatment of the dysplastic acetabulum with Wagner spherical osteotomy. A study of patients followed for a minimum of twenty years. J Bone Joint Surg Am. 2003;85:808–14. https:// doi. org/10.2106/00004623-200305000-00006.

[47] Takatori Y, Ninomiya S, Nakamura S, et al. Long-term results of rotational acetabular osteotomy in patients with slight narrowing of the joint space on preoperative radiographic findings. J Orthop Sci. 2001;6:137–40. https://doi.org/10.1007/ s007760100061.

[48] Sharifi E, Sharifi H, Morshed S, et al. Cost-effectiveness analysis of periacetabular osteotomy. J Bone Joint Surg Am. 2008;90:1447–56. https://doi. org/10.2106/JBJS.G.00730.

[49] Weber M, Ganz R. The Bernese periacetabular oste- otomy. Orthop Traumatol. 2002;10:93–112.

[50] Clohisy JC, Barrett SE, Gordon JE, et al. Periacetabular osteotomy for the treatment of severe acetabular dys- plasia. J Bone Joint Surg Am. 2005;87:254–9.

[51] Matheney T, Kim Y-J, Zurakowski D, et al. Intermediate to long-term results following the Bernese periace- tabular osteotomy and predictors of clinical outcome. J Bone Joint Surg Am. 2009;91:2113–23.

[52] Leunig M, Siebenrock KA, Mahomed MN, Ganz R. Bernese periacetabular osteotomy: technical aspects and clinical results. Hip Int. 1999;9:119–26.

[53] Turchetto L, Masse A, Aprato A, et al. Developmental dysplasia of hip: joint preserving surgery in the adolescent and young adult. Minerva Ortopedica e Traumatologica. 2013;64:41–52.

[54] Leunig M, Siebenrock KA, Ganz R. Rationale of peri- acetabular osteotomy and background work. J Bone Joint Surg Am. 2001;83:438–48.

[55] Ito H, Tanino H, Yamanaka Y, et al. The Chiari pelvic osteotomy for patients with dysplastic hips and poor joint congruency: long-term follow-up. J Bone Joint Surg Br. 2011;93:726–31.

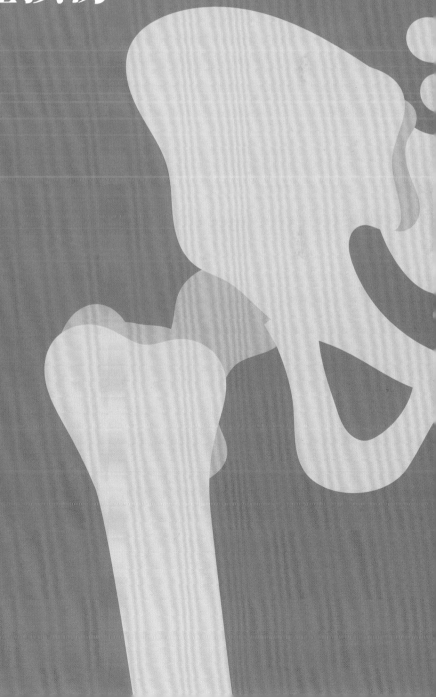

# 第九章
## 在Bernese髋臼周围截骨术中如何避免神经损伤

*Morteza Kalhor*

## 一、简介

Bernese 髋臼周围截骨术（periacetabular osteotomy，PAO）是一种被广泛接受的治疗青少年和成年人髋关节发育不良的手术方法。大多数骨科医师使用初始技术中所述的改良 Smith-Petersen 入路，但有时也会使用其他类型的入路。主刀医师的经验和手术入路选择的不同，其报告的神经损伤发生率也不尽相同。股外侧皮神经损伤率在髂股入路为 30%，而在髂腹股沟入路为 100%。据报道，股骨和坐骨神经等主要神经损伤的发生率高达 15%。到目前为止，尚未对 Bernese 髋臼周围截骨术期间神经损伤的病因进行专门研究。术中神经监测作为诊断工具有效，但作为预防措施无效。本章的目的是演示髋臼周围骨附近神经的局部解剖，并评估在各种手术步骤中神经损伤的潜在风险。所有的发现和插图均基于模拟手术进行的尸体研究，并已发表。

## 二、方法

为了研究 Bernese 髋臼周围截骨术中股神经、闭孔神经、坐骨神经和股外侧皮神经的损伤风险，在 20 例新鲜尸体的髋关节上使用了改良 Smith-Petersen 入路。在 10 例髋关节中，从手术开始到结束的所有过程，即手术入路、截骨步骤、旋转和固定髋臼均按照初始报道的技术进行。手术结束后，再通过延长手术伤口或新切口来暴露相应的神经。

在剩下的 10 例髋关节中，每一步截骨中均暴露相应的附近神经，以评估其在直视下受伤的风险。为评估坐骨神经，标本取侧卧位，通过 Kocher-Langenbeck 入路暴露神经。髋臼骨块复位后，在不同矫正程度下检查神经的位置。

## 三、结果

### 1. 股外侧皮神经

股外侧皮神经（lateral femoral cutaneous nerve，LFCN）是手术区最浅的神经。在解剖和暴露过程中容易受伤。股外侧皮神经通常从靠近髂前上棘内侧穿出骨盆，通常穿过腹股沟韧带下方和缝匠肌肌腱上方（图 9.1）。腹股沟韧带远端和大腿近端前方的神经在缝匠肌和阔筋膜张肌之间浅层走行，如果采用该平面进入深层结构，则容易损伤神经。在阔筋膜张肌上切开筋膜，并将筋膜下肌肉拉向外侧，可以将神经保留在入路的股骨部分（图 9.2）。在腹股沟区，神经在髂股入路时容易受损，而在髂腹

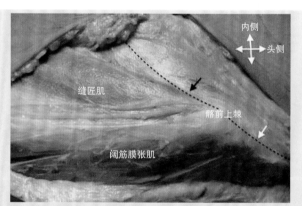

显示股外侧皮神经（绿箭头）出骨盆后的走行。虚线显示腹股沟韧带（黑箭头）和髂骨嵴（白箭头）。

图 9.1　浅表暴露后左髋关节的前面观

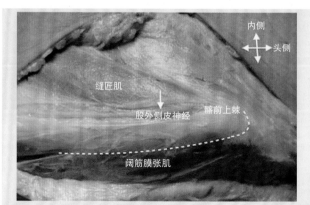

图 9.2　与图 9.1 相同，显示阔筋膜张肌筋膜的切开线，可用于深层结构，以避免皮神经损伤

股沟入路时神经受损更为常见。髂前上棘截骨以缝匠肌和腹股沟韧带为蒂，连续在骨膜下暴露髂窝时，可以保护髂股入路的髂部神经（图 9.3，图 9.4）。如果不进行髂前上棘截骨，该区域的神经不受保护，并且容易受到软组织拉钩的压迫或牵拉（图 9.5）。

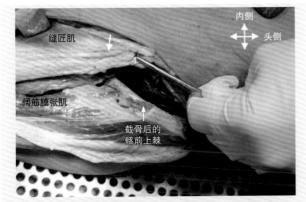

图 9.3 采用髂股入路进行髂前上棘截骨时保留缝匠肌肌腱的附着，以保护股外侧皮神经

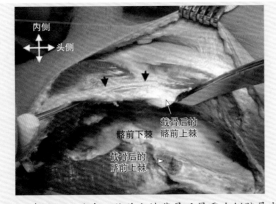

图 9.4 在髂股入路中，髂前上棘截骨后暴露左侧髂骨内表面，以显示其对股外侧皮神经（箭头）的保护作用

## 2. 闭孔神经

闭孔神经（obturator nerve，ON）在耻骨上支下方靠近髋臼的位置穿过闭孔，通常在该位置进行耻骨截骨。如果骨刀穿透远端皮质的厚度 > 5mm，可能直接损伤神经（图 9.6）。适当游离耻骨周围骨膜袖套，并在骨膜下放置钝性 Hohmann 拉钩可以保护神经，以免被骨刀直接损伤（图 9.7）。将骨刀尖端向内侧倾斜 45°，和（或）在髂耻隆起最突出部分内侧至少 2 cm

处进行截骨，是降低神经损伤风险的又一实用方法（图 9.8）。

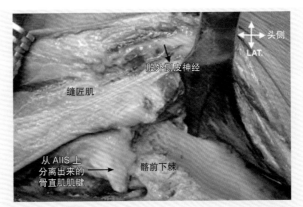

图 9.5 与图 9.4 相同，但未对髂前上棘进行截骨，以显示股外侧皮神经损伤的可能性

（获准翻印自 [25]）

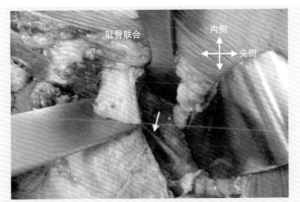

证明无保护进行截骨时，闭孔神经损伤的可能性。箭头：闭孔神经

图 9.6 截骨中暴露左耻骨上支

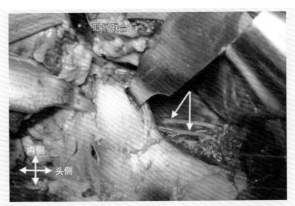

在耻骨支周围适当剥离骨膜袖套，并在骨膜下放置钝性拉钩，有助于减少截骨过程中闭孔神经损伤的风险。箭头：闭孔神经和闭孔血管

图 9.7 展示了截骨时左侧耻骨的暴露

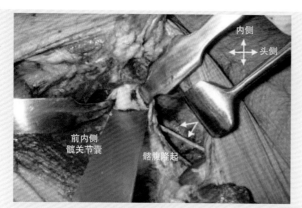

箭头：闭孔神经和闭孔血管

图 9.8 耻骨的斜形截骨有助于避免闭孔神经损伤
（获准翻印自 [25]）

### 3. 股神经

在骨盆外，股神经（femoral nerve，FN）位于髂腰肌的前表面，被股直肌和缝匠肌覆盖。靠近腹股沟韧带的股神经由髂腰肌和腹肌保护。对最初的坐骨截骨和耻骨截骨，神经必须与由缝匠肌、股直肌和髂腰肌组成的内侧软组织瓣一起牵向内侧。

软组织瓣的深层是髂腰肌，是神经的主要保护层，防止神经与软组织拉钩直接接触。当髂腰肌缺失或萎缩时，股神经损伤的风险更高。较大幅度的矫正后，神经可能卡压到耻骨截骨的间隙中（图 9.9）。

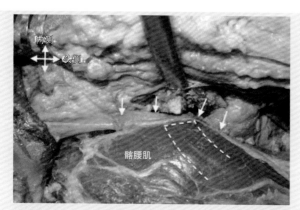

髋臼复位后，显示股神经卡压在耻骨截骨的间隙中。虚线显示截骨后被髂腰肌覆盖的耻骨外侧段的位置。箭头：股神经走行

图 9.9 左髋关节前面观
（获准翻印自 [25]）

髋关节屈曲可以降低耻骨截骨中的神经张力。此外，髋臼复位后用手指控制耻骨截骨间隙对于防止神经卡压也是必要的。在髋臼过度内移后，特别是当髂腰肌萎缩或受损时，神经可拉伸至骨盆内截骨的髂骨部分（图 9.10A，图 9.10B）。髋臼前移和侧向旋转导致髋臼向前移位，从而使股神经更紧张，而两者的联合可进一步增加神经的张力。

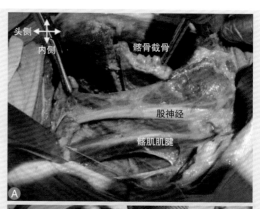

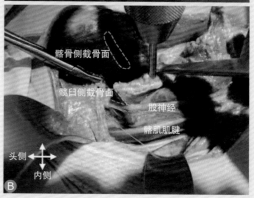

图 9.10 A. 左髋关节前面观，Bernese 髋臼周围截骨术后和髋臼骨块再定位前，以显示髂骨内面和股神经的位置；B. 与图 a 相同，髋臼骨块过度向内移位，以显示股神经被髋臼骨块边缘牵拉的可能性
（获准翻印自 [25]）

### 4. 坐骨神经

在 Bernese 髋臼周围截骨术的第一步和最后一步的截骨中，坐骨神经（sciatic nerve，SN）都可能受到损伤。在第一步中，坐骨在非直视下从髋关节前方不完全被截骨。坐骨神经位于离坐骨结节外侧皮质非常近的位置，仅间隔了短外旋肌。穿透坐骨外侧皮质超过

短外旋肌的厚度，可能会使坐骨神经处于危险之中（图 9.11）。为了避免坐骨外侧皮质穿透，在第一步的截骨中，特殊骨刀的刀尖必须朝向对侧肩关节。在从骨盆内进行最后一步的截骨时，髂骨和坐骨截骨线在髂 – 坐骨连接处交汇，以使髋臼游离。当骨刀穿透外侧皮质时，就应停止前进。这可通过截骨时的声音变化来识别。短外旋肌保护坐骨神经免受骨刀的直接损伤。但是，当骨刀穿透坐骨外侧皮质的厚度超出短外旋肌厚度时，可能刺激或损伤坐骨神经（图 9.12）。

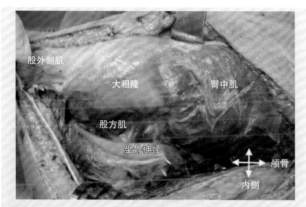

经前方入路进行第一阶段坐骨截骨时显露坐骨神经。如果骨刀进入过深且方向错误，则可能导致坐骨神经损伤

图 9.11　左髋关节后面观
（获准翻印自 [25]）

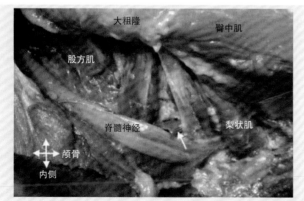

证明如果骨刀穿透外侧皮质的厚度超过短髋外粗隆的厚度，则在进行后柱截骨时有坐骨神经损伤的可能性。箭头：双歧骨刀的尖端

图 9.12　左髋关节后侧面观
（获准翻印自 [25]）

在第一步和第二步的坐骨截骨中，将髋关节外展和伸直，可通过降低坐骨神经张力，进而降低神经损伤的发生率。

髋臼复位后，除非关节内移过度，可能使坐骨神经与稳定的后柱接触，否则神经不太可能受损（图 9.13）。

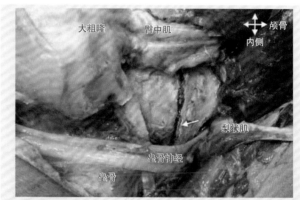

在远端骨折块向内移位后，如果髋臼骨折块向内移位过度，则显示稳定骨折块的边缘压迫坐骨神经。箭头：稳定片段的边缘

图 9.13　左髋关节后面观
（获准翻印自 [25]）

## 四、讨论

虽然对于经验丰富的医师来说，Bernese 髋臼周围截骨术术后发生神经系统并发症并不常见，但其一旦发生，会令人沮丧。在以前的研究中，已经报告了神经损伤的发生率，但尚未专门研究其病因。在这项尸体研究中，笔者试图显示髋臼周围神经（股外侧皮神经、股神经、闭孔神经和坐骨神经）更容易受损的关键步骤。

LFCN 损伤的发生率取决于 Bernese 髋臼周围截骨术时选择的手术入路。Murphy 等报道，在髂腹股沟入路中，该神经的暂时性或永久性功能障碍为 100%。而按照初始技术中描述的改良 Smith-Petersen 方法，其损伤率为 30%。

在髂腹股沟入路中，神经穿过腹股沟区时通常未受到保护或保护较差，但在髂股入路中，髂前上棘截骨块以其附着物（缝匠肌肌腱和腹股沟韧带）为蒂，使神经得到有效保护。

对于第一步的坐骨截骨和耻骨上支的截骨，股神经必须沿着髂腰肌向内牵开。Sierra 等将股神经损伤归因于第一步的坐骨截骨和耻骨截骨显露时的牵拉。然而，神经通常受到髂腰肌的良好保护。神经过度牵拉损伤多发生于髂腰肌萎缩、受损或移位的患者中。在第一步坐骨截骨和耻骨截骨时，髋关节屈曲和内收可降低神经张力。

Bernese 髋臼周围截骨术后闭孔神经损伤的发生率尚无专门报道。缺乏这种信息的部分原因是闭孔神经损伤的主客观体征不够突出，无法在 Bernese 髋臼周围截骨术后早期发现。因此，与坐骨神经和股神经相比，术后闭孔神经损伤更容易被忽视。在耻骨周围骨膜下放置拉钩结合准确的截骨技术可以显著降低闭孔神经损伤的风险。

坐骨神经在第一步和最后一步的截骨时均可能受损。在第一步坐骨截骨时，骨刀的方向是决定因素。如果骨刀的刀片朝向外侧，并穿透坐骨外侧皮质的厚度 > 5 mm，则可能导致坐骨神经损伤。为避免神经损伤，骨刀应朝向对侧肩关节放置。在自骨盆内进行最后一步截骨以使髂骨和坐骨截骨线交汇时，如果穿透髂骨外侧皮质和髂骨坐骨交界处的厚度 ≥ 10 mm，坐骨神经可能会受损。短外旋肌作为两者之间唯一的软组织，可以保护神经免受直接损伤，前提是穿透髂外皮质的厚度 < 10 mm。

总之，Bernese 髋臼周围截骨术的神经损伤可能发生在手术入路、截骨，甚至髋臼复位后。精确的形态解剖学知识、细致的手术技术、恰当的定位，结合截骨的方向及主刀医师经验是有效降低 Bernese 髋臼周围截骨术神经损伤发生率的主要因素。

侯卫坤，李辉　译

## 参考文献

（遵从原版图书著录格式及出现顺序）

[1] Ganz R, Klaue K, Vinh TS, Mast JW. A new periace- tabular osteotomy for the treatment of hip dysplasias. Technique and preliminary results. Clin Orthop Relat Res. 1988;(232):26–36.

[2] Siebenrock KA, Schöll E, Lottenbach M, Ganz R. Bernese periacetabular osteotomy. Clin Orthop Relat Res. 1999;363:9–20.

[3] Crockarell JJ, Trousdale RT, Cabanela ME, Berry DJ. Early experience and results with the periace-tabular osteotomy: the Mayo Clinic experience. Clin Orthop Relat Res. 1999;363:45–53.

[4] Siebenrock KA, Leunig M, Ganz R. Periacetabular osteotomy: the Bernese experience. Instr Course Lect. 2001;50:239–45.

[5] Leunig M, Siebenrock KA, Ganz R. Rationale of peri- acetabular osteotomy and background work. J Bone Joint Surg Am. 2001;83:438.

[6] Trousdale R, Cabanela M. Lessons learned after more than 250 periacetabular osteotomies. Acta Orthop Scand. 2003;74:119–26. https://doi.org/10.1080/00016470310013824.

[7] Clohisy JC, Barrett SE, Gordon JE, et al. Periacetabular osteotomy for the treatment of severe acetabular dys- plasia. J Bone Joint Surg Am. 2005;87:254–9.

[8] Peters CL, Erickson JA, Hines JL. Early results of the Bernese periacetabular osteotomy: the learning curve at an academic medical center. J Bone Joint Surg Am. 2006;88:1920–6.

[9] Clohisy JC, Nunley RM, Curry MC, Schoenecker PL. Periacetabular osteotomy for the treatment of acetabular dysplasia associated with major aspherical femoral head deformities. J Bone Jt Surg Am. 2007;89:1417–23. https://doi.org/10.2106/ JBJS.F.00493.

[10] Garras DN, Crowder TT, Olson SA. Medium-term results of the Bernese periacetabular osteotomy in the treatment of symptomatic developmental dysplasia of the hip. J Bone Joint Surg Br. 2007;89-B:721–4. https://doi.org/10.1302/0301-620X.89B6.18805.

[11] Steppacher SD, Tannast M, Ganz R, Siebenrock KA. Mean 20-year followup of Bernese periace-tabular osteotomy. Clin Orthop. 2008;466:1633–

44. https://doi.org/10.1007/s11999-008-0242-3.

[12] Clohisy JC, Schutz AL, St John L, et al. Periacetabular osteotomy: a systematic literature review. Clin Orthop. 2009;467:2041–52. https://doi.org/10.1007/ s11999-009-0842-6.

[13] Sierra RJ, Leunig M, Ganz R. Bernese periacetabular osteotomy. Eur Surg Orthop Traumatol. 2014;2343–2364.

[14] Matta JM, Stover MD, Siebenrock K. Periacetabular osteotomy through the Smith-Petersen approach. Clin Orthop Relat Res. 1999;(363):21–32.

[15] Murphy SB, Millis MB. Periacetabular osteotomy without abductor dissection using direct anterior exposure. Clin Orthop Relat Res. 1999;(364):92–8. https://doi.org/10.1097/00003086-199907000-00013.

[16] Ko J-Y, Wang C-J, Lin C-FJ, Shih C-H. Periacetabular osteotomy through a modified Ollier transtrochanteric approach for treatment of painful dysplastic hips. J Bone Joint Surg Am. 2002;84:1594.

[17] Mayman DJ, Rudan J, Yach J, Ellis R. The Kingston peri- acetabular osteotomy utilizing computer enhancement: a new technique. Comput Aided Surg. 2002;7:179–86. https://doi.org/10.3109/10929080209146028.

[18] Pogliacomi F, Stark A, Vaienti E, Wallensten R. Periacetabular osteotomy of the hip: the ilioingui- nal approach. Acta Biomed. 2003;74:38–46.

[19] Bernstein P, Thielemann F, Günther K-P. A modifica- tion of periacetabular osteotomy using a two-incision approach. Open Orthop J. 2007;1:13–8. https://doi. org/10.2174/1874325000701010013.

[20] Thawrani D, Sucato DJ, Podeszwa DA, DeLaRocha A. Complications associated with the Bernese periacetabular osteotomy for hip dysplasia in adolescents. J Bone Joint Surg Am. 2010;92:1707–14. https://doi. org/10.2106/JBJS.I.00829.

[21] Davey JP, Santore RF. Complications of periacetabular osteotomy. Clin Orthop Relat Res. 1999;(363):33–37.

[22] Pring ME, Trousdale RT, Cabanela ME, Harper CM. Intraoperative electromyographic monitoring during periacetabular osteotomy. Clin Orthop Relat Res. 2002;400:158–64.

[23] Hussell JG, Rodriguez JA, Ganz R. Technical compli- cations of the Bernese periacetabular osteotomy. Clin Orthop Relat Res. 1999;363:81–92.

[24] Sierra RJ, Beaule P, Zaltz I, et al. Prevention of nerve injury after periacetabular osteotomy. Clin Orthop. 2012;470:2209–19. https://doi.org/10.1007/ s11999-012-2409-1.

[25] Kalhor M, Gharehdaghi J, Schoeniger R, Ganz R. Reducing the risk of nerve injury during Bernese periacetabular osteotomy: a cadaveric study. Bone Joint J. 2015;97:636–41.

[26] Kalhor M, Collado D, Leunig M, Rego P, Ganz R. Recommendations to reduce risk of nerve injury during Bernese periacetabular osteotomy (PAO). JBJS Essent Surg Tech. 2017;7(4):e34.

[27] Stillwell A, Menelaus MB. Walking ability after transplantation of the iliopsoas. A long-term follow- up. J Bone Joint Surg Br. 1984;66:656–9.

[28] Sierra RJ, Schoeniger SR, Millis M, Ganz R. Periacetabular osteotomy for containment of the nonarthritic dysplastic hip secondary to poliomyelitis. J Bone Joint Surg Am. 2010;92:2917–23.

# 第十章
## 经髋关节外科脱位解剖复位术治疗股骨头骨骺滑脱

*Alessandro Aprato ,*
*Chiara Arrigoni , and*
*Alessandro Massè*

## 一、背景介绍

股骨头骨骺滑脱（slipped capital femoral epiphysis，SCFE）是儿童和青少年常见的髋关节疾病。表现为股骨近端的骨骺经骺板在干骺端向后下方移位。目前，8～15岁儿童股骨头骨骺滑脱的发病率为0.33/10万～24.58/10万，与性别和种族相关。该疾病在种族群体内存在显著差异，相对频率而言，白种人为1.0，波利尼西亚人为5.6，黑种人为3.9，西班牙裔人为2.5。男童的平均发病年龄为12.0岁，女童为11.2岁；肥胖儿童比体重轻的儿童更早出现。在遗传方面，男性比女性受影响更大（13.35例/10万）：（8.07例/10万）。

目前，股骨头骨骺滑脱的发病病因尚不清楚，但是都包括机械因素和代谢因素。

机械因素包括股骨颈的较大后倾角或"髋臼过深"，其与快速生长期间骺板薄弱也有关。

此外，从组织学角度来看，股骨头骨骺滑脱中的骺板细胞柱高度和组织结构都有着显著改变。由于软骨膜环变薄，大面积起伏交错的乳状突为正常骺板提供了最大的内部支持。相比之下，股骨头骨骺滑脱的特征是骨骺变宽，达12 mm（正常范围：2～6 mm），肥大区变宽，占骺板高度的60%～80%，软骨细胞增大，细胞柱状结构紊乱，使整个骺板的蛋白多糖和细胞外基质浓度更高，软骨细胞有序分化及软骨内成骨的普遍中断。放射学检查显示，骨骺增宽意味着骺板机械性能的减弱，从而使乳状突交锁机制解除并进一步失稳。骨骺结节也是一个需要多加注意的解剖学特征。它始终位于骨骺后上象限的乳状突中。结节平均高度为4mm，位于外侧骨骺血管的孔下方，并假设其为骺板提供机械强度。它被认为可能是骺板稳定的关键，但在儿童和青少年时期，随着周

围骨骺杯状化增加，骺板结节尺寸和表面积也在减小。刘等假设骨骺在骨骺结节上内部旋转和骺板增宽可能导致骨骺移位。由于外侧骺动脉紧邻骺结节并位于其上方，这可以解释慢性稳定性滑脱时骨坏死率低的原因（外侧骺血管的移位较小）。

引起股骨头骨骺滑脱的代谢因素包括肥胖和一些内分泌疾病，如甲状腺功能减退、肾衰竭和生长激素治疗。

如前所述，股骨头骨骺滑脱的发病通常发生在高峰时期，由于当前儿童生长期普遍提前，其发病年龄也在不断变化。

大多研究结果显示，多达63%的患者双侧发病。

在Kohno等的研究中发现，单侧股骨头骨骺滑脱患者中约70%的对侧髋部有股骨头骨骺后倾的压临床症状，表明双侧受累的可能性较大。而对侧后倾角是对侧骨骺是否滑脱的可靠预测指标，侧后倾角19°是发生股骨头骨骺滑脱的临界值。

## 二、分期和临床表现

文献中描述了有关股骨头骨骺滑脱的几种分型方法。以往传统分期将股骨头骨骺滑脱分为急性、慢性和慢性滑脱急性发作。另一个有用的分型是基于Southwick的方法来评估滑脱的程度，即在前后位和轴位X线片上测量股骨头和股骨干之间的角度。单侧病变，将该角度与非受累侧或与正常值（正位为145°，轴位为18°）进行比较。

当该角度<30°时为轻度滑脱，角度在30°～60°为中度滑脱，角度>60°为重度滑脱。

其中，最常用的分型为根据患者的行走能力将股骨头骨骺滑脱分为"稳定型"或"不稳

定"型。

从临床角度来看，稳定型股骨头骨骺滑脱患者多为肥胖青少年，有短暂的髋关节、大腿和膝盖疼痛病史。患者可能出现轻微跛行、足外旋步态，髋关节内旋受限或髋关节固定在外旋和屈曲体位。

然而，患有不稳定型股骨头骨骺滑脱的患者通常有严重的髋部疼痛，无法行走。

病史多为髋部、大腿和膝关节疼痛及之前有创伤病史（但不足以确诊为骨折）。

在临床查体时，患者躺在床上，患侧呈外旋姿势，抵抗髋关节的任何被动活动。

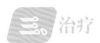三、治疗

大多数研究认为，一旦诊断为股骨头骨骺滑脱，就需要手术治疗，但关于最佳治疗方法目前仍存在较大争议。

股骨头骨骺滑脱治疗的目的是纠正畸形，防止进一步滑脱，促进骺板闭合，避免骨坏死和软骨溶解。

股骨头骨骺滑脱经典的治疗方法包括经皮空心螺钉固定。其他治疗方法包括粗隆代偿截骨术和直接头颈交界处行畸形矫正术。经皮固定和代偿性截骨术并非旨在实现解剖上骨骺的对线。有研究报道，畸形部位的矫正会损伤骨骺周围的血液供应，因此该治疗方法尚未被广泛接受。

在一项关于"原位内固定"的研究中，Castañeda 报告说，由于实现解剖复位的技术困难，研究结果中不满意的发生率很高；Boyer 在其研究中强调，在长期随访中，12% 的患者必须接受进一步的手术，并报告了 15% 的患者出现早期关节炎。

根据这些数据，可以说，在轻度或重度骨骺滑脱情况下，原位固定并不能达到预防早期关节炎的主要目标。此外，这种技术的骨坏死率在 10% ~ 40%。

关于代偿性截骨术，最常用的是股骨粗隆间截骨术和股骨颈基底部楔形截骨术。

股骨粗隆间截骨术的局限性是截骨处与关节之间的距离较远、无法治疗由股骨头部滑脱引起的撞击及无法恢复髋关节的正确解剖结构。

此外，股骨粗隆间截骨术会产生不必要的畸形，可能会使以后的关节置换复杂化；多项研究表明了该方法不良临床结果：在 13.7 年的随访中，Kartenbender 报告了 23% 的不良临床结果和 33% 的不良放射学结果。

楔形截骨术的临床不良结果也有报道：Velasco 在 16 年的随访中显示，该治疗方法术后早期骨坏死发生率为 11%，软骨溶解率为 12% 及早期骨关节炎发生率为 40%。

目前，对股骨髋臼撞击的更好理解是，股骨头骨骺滑脱可能是诱发其发病的主要病理过程，这使对股骨头骨骺滑脱后畸形的矫正方面的研究再次产生兴趣。

Ganz 虽然认识到螺钉固定在轻微病例中的作用，但也提出了一种使用髋关节脱位进行切开复位的方法。这种技术（图 10.1，图 10.2）确保了骨骺的解剖复位，保护了支持带血管和骨骺血供。

此外，在非新发的股骨头骨骺滑脱病例中，可以对髋臼盂唇处的病变进行治疗和（或）通过大粗隆推移以相对延长股骨颈。这种手术技术描述如下。

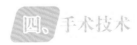四、手术技术

患者取侧卧位通过一个直的侧向切口进行该技术，切口本身的长度取决于皮下组织的厚度。

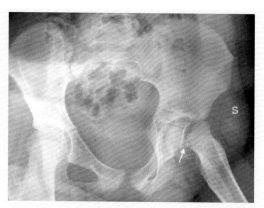

股骨颈内侧有轻微的骨痂形成（箭头），表明骨骺滑脱时间较长。S：左

图10.1　1例12岁女性患者发生不稳定型骨骺滑脱

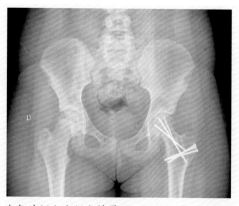

具体为准备外侧和内侧支持带瓣，切除股骨颈部骨痂，并调整骨骺的头下方向。用3枚全螺纹销钉固定。使用3.2 mm螺钉对粗隆截骨块进行再固定。D：右

图10.2　术后3年：髋关节外科脱位术解剖位固定

筋膜切开必须与臀大肌前缘的穿支血管一致。整个臀大肌必须从远端到近端松解，并与包含该肌血管和神经的臀中肌筋膜一起向后牵拉。

为了充分松解该肌肉的近端，必须松解皮下组织，使臀中肌后缘、大粗隆后上尖和臀大肌止点充分暴露。使用摆动锯进行二腹肌粗隆截骨术；截骨的厚度不得＞1.5cm。

进一步显露梨状肌肌腱和臀小肌之间的关节囊；这是保护股骨头血供的一个非常重要的肌间隙。然后，通过松解臀中肌剩余纤维，剥离股外侧肌后部至臀大肌止点中部，将大粗隆截骨块向前上翻转。逐步松解臀小肌后部、上部和前部显露关节囊直至髋臼边缘。这一步不

破坏所有外旋短肌在大粗隆残端的附着。随后进行"Z"形关节囊切开术，其中股骨颈轴向部分起于大粗隆前外侧边缘。沿股骨颈轴向由内到外方向切开关节囊有助于避免对支持带、软骨和上盂唇的损伤，然后沿髋臼前下缘切开前关节囊和沿髋臼边缘切开后关节囊。随后，观察干骺端连接部的稳定性及滑脱程度。通过轻微屈曲和内旋，评估是否还存在撞击及撞击的范围。如果骨骺与股骨颈分开，必须立即使用2根2mm的克氏针在原位固定，而无须纠正位置。最后将股骨头半脱位，将下肢外旋、内收和屈曲，并将腿的下部放入手术床前侧的无菌袋中。

为了使股骨头完全脱位，必须切断圆韧带，才可以360°暴露髋臼。通过该术式，可以观察股骨干骺端的任何凸轮型撞击，以及髋臼软骨和盂唇的损伤。如有必要，此时可以使用带线锚钉对损伤盂唇进行再固定。

为了游离支持带软组织瓣，可将其股骨头部放回臼内。该软组织瓣的后外侧部分包含通向股骨头骨骺的主要血管，并从头颈交界处向下延伸至小粗隆，软组织瓣的制备可提供充分的股骨颈后外侧面暴露。

为了在不损伤血管的情况下制备支持带软组织瓣，使用"分步渐进式"技术将大粗隆基底靠近骺板部分骨膜下切除至股骨颈水平。

然后，使用手术刀和骨膜剥离器从股骨颈外侧和后侧骨膜下松解支持带。同样骨膜下松解包含供应骨骺下方血运的旋股内侧动脉分支的软组织瓣。

髋关节脱位时，这一步更容易完成。骨膜下剥离的最终结果是在股骨颈周围形成一个包含通向骨骺血管的软组织管，和一个环形可触及的骨性颈部。

施加在其上的任何张力都分布在长距离上，

减少了过度牵拉或血管破裂的风险。然后将一个弯曲的骨刀打入骺板，缓慢地将骨骺与干骺端进行分离。在这一步骤之前和之后，必须用2 mm的钻孔测试骨骺血供。

注意外旋下肢进一步暴露干骺端，同时用棉垫放置在臼内占位，避免股骨头骨骺自发复位至髋臼。与股骨头复位相比，当骨骺脱位出髋臼时，不良运动对支持带产生的有害张力更小，即使是急性滑脱，干骺端后方往往也会有骨痂形成，如果看不到，也可以触到。使用直骨刀去除骨痂。不应进行颈部缩短，因为这可能会存在风险，也可能会产生一个相对较长的支持带软组织瓣，从而压迫支持带血管。下一步是从骨骺处刮除骺板的剩余部分，这一步需要操作稳健。

此后，骨骺可以在支持带软组织瓣中没有异常张力的情况下复位到股骨颈部残端，但必须注意在复位过程中软组织瓣避免折叠。然后用1根3.0mm的全螺纹克氏针穿过股骨头四逆行固定，再将克氏针退到关节面以下，小心地将头部重新复位到髋臼中。评估支持带软组织瓣的位置对齐良好，并再次测试灌注。骨骺的精确复位很重要，建议在初步固定后进行术中透视。当头部位置正确时，沿顺行方向插入1根或2根以上全螺纹克氏针，以确保头部位置。固定完毕后，必须进一步检查支持带是否在没有折叠的情况下复位到位。在没有张力的情况下应用缝线缝合支持带和关节囊。最后，将大粗隆骨块向远端移位约5mm用2枚螺钉固定。注意，大粗隆不要压迫关节囊和支持带的软组织。

## 五、研究结果、优势和不足

最常用的股骨头骨骺滑脱治疗是用单个或多个螺钉原位固定，目的是防止进一步滑动。

然而，即使是中度的滑脱也可能导致早期髋臼盂唇和软骨损伤，而限制内旋的干骺端隆起也会导致股骨髋臼撞击。因此，对于中度滑脱或重度滑脱，建议进行截骨术。

多种矫形截骨术式已经被用于此类患者。股骨粗隆间截骨术和股骨颈基底前侧楔形截骨术是最常见的截骨术。模拟不同滑脱角度的不同矫正方法可以显示这些截骨术在改善撞击方面的局限性，尽管前后位X线片可能显示满意的力线。

Dunn介绍了剥离后外侧支持带，以允许切除股骨颈后侧的骨痂，增加粗隆截骨术可使手术更加容易。头颈交界处到大粗隆窝之间的空间相当狭小，在切除骨痂的过程中很难控制支持带的张力，这可能解释了该手术为什么不能充分消除骨骺坏死的原因。根据目前对股骨头血管供应及形态的详细了解，髋关节外科脱位是一种安全的手术，已成为治疗股骨头骨骺滑脱的公认技术。该技术允许建立延长的支持带瓣，其比Dunn手术中的支持带松解长3倍。

排除标准为术前已确定缺血坏死的髋关节，慢性股骨头骨骺滑脱≤30°的髋关节（对其行干骺端突出物进行修整和钢钉固定），以及严重强直的髋关节。

所有患者均接受外科脱位和支持带瓣延长术，允许股骨头解剖复位。在4个病例中，骨骺与干骺端断开或连接强度非常弱。建议术后6～8周使用拐杖非负重锻炼，4～6周限制主动外展和被动内收活动。12周后正常功能。

通过观察患者临床疼痛、僵硬和功能情况。此外，在最后一次随访时拍X线片与术前对比。测量术前和术后前后位和侧位X线片中Southwick角和alpha角（该图像仅用于术后图像）。

研究者试图将其病例研究与其他已发表的

关于年龄、随访、术前和术后 Southwick 角、α 角、术后疼痛和功能的研究进行比较，并进行统计分析，结果表明他们的研究与其他论文之间没有显着差异。

该手术的先驱者们仔细地进行了操作，并严格遵循了正确的步骤，没有报告任何缺血性坏死病例，GICCA 组也没有报告，表明临床和放射学随访结果与其他使用相同技术的患者相当。缺点是该技术方法要求很高，如果技术没有正确遵循，则有发生缺血性坏死的风险，且学习曲线很长，并且手术入路复杂。

在最近的文献中，只有少数研究将改良 Dunn 手术与原位固定进行比较。

在其中一项研究中，Souder 等报告了改良 Dunn 手术治疗稳定型股骨头骨骺滑脱的骨坏死率为 20%；但没有报告其病例的严重程度。

在 Novais 等的一项研究中，比较了采用改良 Dunn 手术或原位固定治疗严重稳定型股骨头骨骺滑脱患儿的股骨近端 X 线片表现、Heyman 和 Herndon 临床结果、并发症发生率及术后再手术的发生率。在总共 30 个因严重稳定滑脱而接受治疗的髋关节中（15 个采用改良 Dunn 手术，15 个采用原位固定，在手术年龄、性别、受累侧和随访时间方面具有统计学可比性），平均随访 2 年，发现与原位内固定术相比，采用髋关节外科脱位入路的改良 Dunn 手术可以更好地矫正股骨头和颈部畸形，有更好的 Heyman 和 Herndon 临床结果，可以降低再手术率。

研究者认为，尽管在过去，对轻度和中度股骨头骨骺滑脱原位固定的长期效果优于重新复位内固定，但严重股骨头骨骺滑脱的残余畸形被认为会对其预后产生负面影响。研究者同意本章作者的观点，即使用髋关节外科脱位入路的改良 Dunn 头下复位术治疗稳定的股骨头

骨骺滑脱可以恢复股骨头颈解剖结构，并降低骨坏死率，即使其风险可能高于原位螺钉固定。

研究者得出结论，由于与技术要求高的改良 Dunn 手术相关的学习曲线相比，其使用哪种手术的决定通常基于外科医师的经验，而不是可用的证据；研究者的数据表明，就最终治疗而言，改良 Dunn 手术被认为是一种更安全的治疗方法。

与文献中最近发表的研究一致，本章作者可以肯定改良 Dunn 手术是安全、有效和可重复的，但学习曲线很长，在将其用于临床实践之前，应该在专业培训中心学习。

鲁超，汪兵　译

## 参考文献

（遵从原版图书著录格式及出现顺序）

[1] Loder RT, Skopelja EN. The epidemiology and demographics of slipped capital femoral epiphysis. ISRN Orthop. 2011;2011:486512. https://doi.org/10.5402/2011/486512.

[2] Lehmann CL, Arons RR, Loder RT, Vitale MG. The epidemiology of slipped capital femoral epiphysis: an update. J Pediatr Orthop. 2006;26:286–90. https://doi.org/10.1097/01.bpo.0000217718.10728.70.

[3] Massè A, Aprato A, Favuto M, et al. Epifisiolisi. Lo Scalpello-OTODI Educ. 2010;24:177–83.

[4] Iwinski HJJ. Slipped capital femoral epiphysis. Curr Opin Orthop. 2006;17:511–6. https://doi.org/10.1097/01.bco.0000247364.51879.16.

[5] Gebhart JJ, Bohl MS, Weinberg DS, et al. Pelvic incidence and acetabular version in slipped capital femoral epiphysis. J Pediatr Orthop. 2015;35:565–70. https://doi.org/10.1097/BPO.0000000000000342.

[6] Georgiadis AG, Zaltz I. Slipped capital femoral epiphysis: how to evaluate with a review and update of treatment. Pediatr Clin N Am. 2014;61:1119–35. https://doi.org/10.1016/j.pcl.2014.08.001.

[7] Liu RW, Armstrong DG, Levine AD, et al. An

ana- tomic study of the epiphyseal tubercle and its impor- tance in the pathogenesis of slipped capital femoral epiphysis. J Bone Joint Surg Am. 2013;95:e341–8. https://doi.org/10.2106/JBJS. L.00474.

[8] Bhatia NN, Pirpiris M, Otsuka NY. Body mass index in patients with slipped capital femoral epiphy- sis. J Pediatr Orthop. 2006;26:197–9. https://doi. org/10.1097/01. bpo.0000218526.36362.3f.

[9] Loder RT, Starnes T, Dikos G. The narrow window of bone age in children with slipped capital femoral epiphysis: a reassessment one decade later. J Pediatr Orthop. 2006;26:300–6. https://doi.org/10.1097/01. bpo.0000214919.77490.36.

[10] Kohno Y, Nakashima Y, Kitano T, et al. Subclinical bilateral involvement of the hip in patients with slipped capital femoral epiphysis: a multicentre study. Int Orthop. 2014;38:477–82. https://doi.org/10.1007/ s00264-013-2131-y.

[11] Fahey JJ, O'Brien ET. Acute slipped capital femoral epiphysis: review of the literature and report of ten cases. J Bone Joint Surg Am. 1965;47:1105–22.

[12] Southwick WO. Osteotomy through the lesser tro- chanter for slipped capital femoral epiphysis. J Bone Joint Surg Am. 1967;49:807–35.

[13] Loder RT. Unstable slipped capital femoral epiphysis. J Pediatr Orthop. 2001;21:694–9.

[14] Gholve PA, Cameron DB, Millis MB. Slipped capital femoral epiphysis update. Curr Opin Pediatr. 2009;21:39–45. https://doi.org/10.1097/ MOP.0b013e328320acea.

[15] Massè A, Aprato A, Grappiolo G, et al. Surgical hip dislocation for anatomic reorientation of slipped capital femoral epiphysis: preliminary results. Hip Int. 2012;22:137–44. https://doi. org/10.5301/ HIP.2012.9208.

[16] Castañeda P, Macías C, Rocha A, et al. Functional outcome of stable grade III slipped capital femo- ral epiphysis treated with in situ pinning. J Pediatr Orthop. 2009;29:454–8. https://doi.org/10.1097/ BPO.0b013e3181aab7c3.

[17] Boyer DW, Mickelson MR, Ponseti IV. Slipped capi- tal femoral epiphysis. Long-term follow-up study of one hundred and twenty-one patients. J Bone Joint Surg Am. 1981;63:85–95.

[18] Kartenbender K, Cordier W, Katthagen BD. Long-term follow-up study after corrective Imhäuser osteotomy for severe slipped capital femoral epiphy- sis. J Pediatr Orthop. 2000;20:749–56. https://doi. org/10.1097/00004694-200011000-00010.

[19] Velasco R, Schai PA, Exner GU. Slipped capital femoral epiphysis: a long-term follow-up study after open reduction of the femoral head combined with sub capital wedge resection. J Pediatr Orthop B. 1998;7:43–52.

[20] Ganz R, Parvizi J, Beck M, et al. Femoroacetabular impingement: a cause for osteoarthritis of the hip. Clin Orthop Relat Res. 2003;417:112–20. https://doi. org/10.1097/01. blo.0000096804.78689.c2.

[21] Leunig M, Casillas MM, Hamlet M, et al. Slipped capital femoral epiphysis: early mechanical damage to the acetabular cartilage by a prominent femoral metaphysis. Acta Orthop Scand. 2000;71:370–5. https://doi. org/10.1080/000164700317393367.

[22] Leunig M, Slongo T, Kleinschmidt M, Ganz R. Subcapital correction osteotomy in slipped capi- tal femoral epiphysis by means of surgical hip dis- location. Oper Orthop Traumatol. 2007;19:389–410. https://doi.org/10.1007/ s00064-007-1213-7.

[23] Sucato DJ, De La Rocha A. High-grade SCFE: the role of surgical hip dislocation and reduction. J Pediatr Orthop. 2014;34(Suppl 1):S18–24. https:// doi. org/10.1097/BPO.0000000000000297.

[24] Ricciardi BF, Sink EL. Surgical hip disloca- tion: techniques for success. J Pediatr Orthop. 2014;34(Suppl 1):S25–31. https://doi. org/10.1097/ BPO.0000000000000296.

[25] Kalhor M, Beck M, Huff TW, Ganz R. Capsular and pericapsular contributions to acetabular and femoral head perfusion. J Bone Joint Surg Am. 2009;91:409–18. https://doi.org/10.2106/JBJS. G.01679.

[26] Rab GT. The geometry of slipped capital femoral epiphysis: implications for movement, impinge- ment, and corrective osteotomy. J Pediatr Orthop. 1999;19:419–24.

[27] Schai PA, Exner GU. Corrective Imhäuser inter-

trochanteric osteotomy. Oper Orthop Traumatol. 2007;19:368–88. https://doi.org/10.1007/ s00064-007-1212-8.

[28] Kramer WG, Craig WA, Noel S. Compensating oste- otomy at the base of the femoral neck for slipped capital femoral epiphysis. J Bone Joint Surg Am. 1976;58:796–800.

[29] Dunn DM. The treatment of adolescent slipping of the upper femoral epiphysis. J Bone Joint Surg Br. 1964;46:621–9.

[30] Fron D, Forgues D, Mayrargue E, et al. Follow-up study of severe slipped capital femoral epiphysis treated with Dunn's osteotomy. J Pediatr Orthop. 2000;20:320–5.

[31] Ganz R, Gill TJ, Gautier E, et al. Surgical dislocation of the adult hip. A technique with full access to the femoral head and acetabulum without the risk of avas- cular necrosis. J Bone Joint Surg Br. 2001;83:1119– 24. https://doi. org/10.1302/0301-620x.83b8.11964.

[32] Ganz R, Huff TW, Leunig M. Extended retinacular soft-tissue flap for intra-articular hip surgery: surgical technique, indications, and results of application. Instr Course Lect. 2009;58:241–55.

[33] Spencer S, Millis MB, Kim Y-J. Early results of treat- ment of hip impingement syndrome in slipped capital femoral epiphysis and pistol grip deformity of the fem- oral head-neck junction using the surgical dislocation technique. J Pediatr Orthop. 2006;26:281–5. https:// doi. org/10.1097/01.bpo.0000217726.16417.74.

[34] Ziebarth K, Zilkens C, Spencer S, et al. Capital realign- ment for moderate and severe SCFE using a modi- fied Dunn procedure. Clin Orthop. 2009;467:704–16. https://doi.org/10.1007/ s11999-008-0687-4.

[35] Rebello G, Spencer S, Millis MB, Kim Y-J. Surgical dislocation in the management of pediatric and ado- lescent hip deformity. Clin Orthop. 2009;467:724–31. https://doi. org/10.1007/s11999-008-0591-y.

[36] Sankar WN, Vanderhave KL, Matheney T, et al. The modified Dunn procedure for unstable slipped capi- tal femoral epiphysis: a multicenter perspective. J Bone Joint Surg Am. 2013;95:585– 91. https://doi. org/10.2106/JBJS.L.00203.

[37] Southwick WO. Slipped capital femoral epiphysis. J Bone Joint Surg Am. 1984;66:1151–2.

[38] Tannast M, Siebenrock KA, Anderson SE. Femoroacetabular impingement: radiographic diagnosis--what the radiologist should know. AJR Am J Roentgenol. 2007;188:1540–52. https://doi. org/10.2214/AJR.06.0921.

[39] Souder CD, Bomar JD, Wenger DR. The role of capi- tal realignment versus in situ stabilization for the treat- ment of slipped capital femoral epiphysis. J Pediatr Orthop. 2014;34:791–8. https://doi.org/10.1097/ BPO.0000000000000193.

[40] Novais EN, Hill MK, Carry PM, et al. Modified Dunn procedure is superior to in situ pinning for short-term clinical and radiographic improvement in severe sta- ble SCFE. Clin Orthop. 2015;473:2108–17. https:// doi.org/10.1007/ s11999-014-4100-1.

# 第十一章
## 股骨颈相对延长术

*Luigino Turchetto,*
*Stefano Saggin, and*
*Reinhold Ganz*

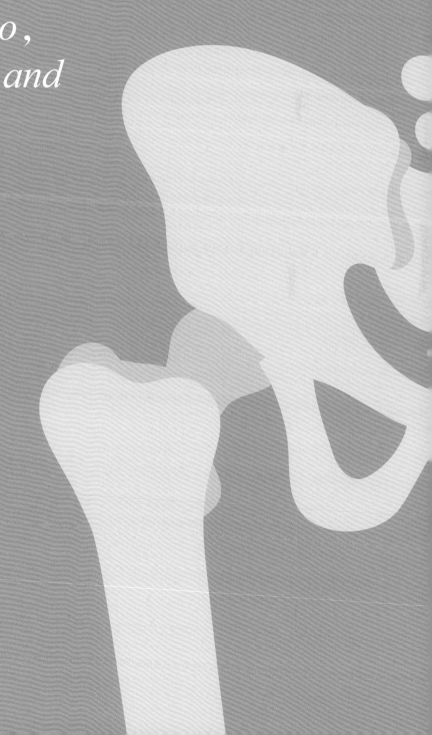

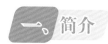

## 一、简介

关节外髋关节撞击综合征是股骨近端和骨盆在关节囊外过早地发生病理性接触造成的。

撞击发生在畸形的股骨近端与髂骨、坐骨、髂前下棘及髋臼边缘之间，股骨近端畸形包括大粗隆过高、股骨颈过短、股骨头与小粗隆垂直距离过小等。

大多数情况下关节外和关节撞击都同时存在，主要由 Legg-Calvé-Perths 病、股骨头骨骺滑脱（slipped capital femoral epiphysis，SCFE）、化脓性关节炎后或创伤引起。

大多数患者髋部的临床症状以臀中肌无力和不同程度的疼痛为主。这些疼痛主要是由软组织直接压迫或撞击间接造成头臼间异常应力或头臼不稳定引起。

MacNicol 等描述了大粗隆过高时髋关节伸直位外展受限而屈曲外展改善的原因，主要是由于大粗隆在屈曲时向后滑动。

传统关节外髋关节撞击综合征伴外展肌功能不全的治疗方法是大粗隆推移术。1969 年，Jani 首次提出了大粗隆推移术，其目的是股骨大粗隆向远端或外侧推移，从而避免大粗隆对髂骨外板的撞击，以达到增加患者髋关节外展活动度和增加外展肌力臂的目的。在一项全髋关节置换术计算机模型的研究中，Free 和 Delp 发现了在髋关节解剖正常的患者中，大粗隆前外侧推移最大可增加 11%，但对于诸如短髋畸形患者术中髋臼旋转中心上移时，大粗隆推移术不能改善外展肌的力量。Beck 等根据实验结果建议，在大粗隆过高的髋关节中，最佳推移位置在髋关节的旋转中心，应避免过度地向远端推移。虽然经典的大粗隆推移术会在一定程度上增加外展肌力，但不能完全消除髋关节撞击综合征，还可能遗留髋关节内撞击和关节不稳定的问题。使用髋关节外科脱位术和软组织瓣技术可相对延长股骨颈并可同时行头颈骨软骨成形及股骨头缩头截骨术。

## 二、手术技术

之所以命名为股骨颈相对延长术，是因为通过切除粗隆后上方骨性隆起，使其与股骨颈连续。仅使股骨颈上侧长度增加。肢长度保持不变，但可以增加髋关节的活动空间，股骨颈长度也得以增加（图 11.1）。进一步修整大粗隆后上方隆起部分还可以有效增加股骨颈外翻。

该术式基于安全的髋关节外科脱位术与支持带软组织瓣延长术，在关节外和关节内截骨术操作期间，可直视下保护股骨头的血液供应。

髋关节脱位后，为骨膜下剥离制备软组织瓣，需要将股骨头复位至髋臼内，以便露出粗隆基底处的松质骨。术中使用 1.5cm 骨刀严格在骨膜下一小片一小片地切除粗隆基底骨质，在操作中，骨刀不应该穿透后侧骨面，人为弯曲骨片使其骨折，并用咬骨钳向外转动松质骨片取出。这种方法可以使松质骨在骨膜下被骨刀分解为碎片，重复此操作，直到粗隆基底与股骨颈后上部平齐。

纵向切开股骨颈上支持带前方的骨膜及股方肌远端的骨膜。同时将骨膜下外侧缘向后侧、远端剥离，直到小粗隆后侧面被显露出来。骨膜瓣包括所有外旋肌、旋股内侧动脉深支（MFCA）及其分支、支持带血管。

如果只行股骨颈相对延长术，则不需要进一步的解剖分离。

如果选择股骨颈部截骨术，需使用锐性骨膜剥离器将软组织瓣与股骨颈分离，此时需要注意软组织瓣不应有张力，过度的张力会损伤软组织瓣血管。操作过程中须注意在股骨头颈

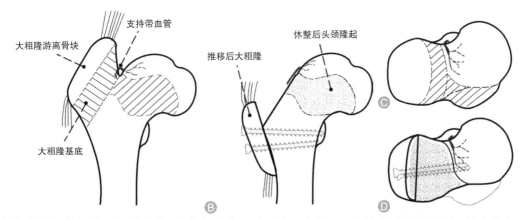

图 11.1 A、C.股骨颈支持带延长技术方案；B、D.大粗隆截骨后，大粗隆底部修整，粗隆段向远端推移。需要注意的是，保护旋股内侧动脉至骨骺的支持血管（红色）

（改良自 Tannast 等 [19]）

交界应避免损伤进入股骨头的韧带血管。此操作结束后，使股骨头脱位，在股骨颈交界处向前切开骨膜，并用锐性骨膜剥离器制作前侧骨膜下软组织瓣。软组织瓣包括 Weitbrecht 韧带和旋股内侧动脉深支的前内侧支，该内侧支提供股骨头下内侧血液供给。

在完成半管状软组织瓣后，在股骨颈内外侧放置 2 个钝性 Hohmann 牵开器，以便进行股骨头下再定向、颈部截骨或股骨头缩头术。

手术结束时，骨膜管边应缘松弛且无任何张力缝合。同样的方法缝合关节囊，沿着大粗隆前缘松解臀小肌长肌腱，有利于大粗隆向远端移位。

使用骨钩和手指在大粗隆下表面触诊法来评估大粗隆的最终位置，再使用 2 枚 3.5 规格的皮质螺钉进行固定。

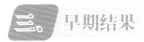 早期结果

股骨颈相对延长术对于关节外髋关节撞击综合征这种复杂的髋部畸形疾病，显示出了良好的疗效。Albers 等中期随访研究发现，接受治疗的患者不仅疼痛减轻、功能明显改善，放射学检查也显示了股骨影像学参数改善。

鲁超，许鹏 译

参考文献

（遵从原版图书著录格式及出现顺序）

[1] Ganz R, Huff TW, Leunig M. Extended retinacular soft-tissue flap for intra-articular hip surgery: surgical technique, indications, and results of application. Instr Course Lect. 2009;58:241–55.

[2] Tannast M, Hanke M, Ecker TM, et al. LCPD: reduced range of motion resulting from extra- and intraarticu- lar impingement. Clin Orthop. 2012;470:2431–40. https://doi.org/10.1007/s11999-012-2344-1.

[3] Albers CE, Steppacher SD, Ganz R, et al. Joint-preserving surgery improves pain, range of motion, and abductor strength after Legg-Calvé-Perthes dis- ease. Clin Orthop. 2012;470:2450–61. https://doi. org/10.1007/s11999-012-2345-0.

[4] Albers CE, Steppacher SD, Schwab JM, et al. Relative femoral neck lengthening improves pain and hip func- tion in proximal femoral deformities with a high- riding trochanter. Clin Orthop. 2015;473:1378–87. https://doi. org/10.1007/s11999-014-4032-9.

[5] Anderson LA, Erickson JA, Severson EP, Peters CL. Sequelae of Perthes disease: treatment with sur- gical hip dislocation and relative

femoral neck length- ening. J Pediatr Orthop. 2010;30:758–66. https://doi. org/10.1097/ BPO.0b013e3181fcbaaf.

[6] Ganz R, Slongo T, Turchetto L, et al. The lesser tro- chanter as a cause of hip impingement: pathophysi- ology and treatment options. Hip Int. 2013;23:S35. https://doi.org/10.5301/ hipint.5000063.

[7] Shore BJ, Novais EN, Millis MB, Kim Y-J. Low early failure rates using a surgical dislocation approach in healed Legg-Calvé-Perthes disease. Clin Orthop. 2012;470:2441–9. https://doi. org/10.1007/ s11999-011-2187-1.

[8] Mamisch TC, Kim Y-J, Richolt JA, et al. Femoral morphology due to impingement influences the range of motion in slipped capital femoral epiphysis. Clin Orthop. 2009;467:692–8. https:// doi.org/10.1007/ s11999-008-0477-z.

[9] Ricciardi BF, Fabricant PD, Fields KG, et al. What are the demographic and radiographic characteristics of patients with symptomatic extraarticular femoroac- etabular impingement? Clin Orthop. 2015;473:1299– 308. https://doi. org/10.1007/s11999-014-4001-3.

[10] Macnicol MF, Makris D. Distal transfer of the greater trochanter. J Bone Joint Surg Br. 1991;73:838–41.

[11] Kelikian AS, Tachdjian MO, Askew MJ, Jasty M. Greater trochanteric advancement of the proxi- mal femur: a clinical and biomechanical study. Hip. 1983;77–105.

[12] Jani L. Die Entwicklung des Schenkelhalses nach der Trochanterversetzung. Arch Für Orthop Unf- Chir Mit Bes Berücksicht Frakturenlehre Orthop- Chir Tech. 1969;66:127–32.

[13] Gore DR, Murray MP, Gardner GM, Sepic SB. Roentgenographic measurements after Müller total hip replacement. Correlations among roentgenographic measurements and hip strength and mobility. J Bone Joint Surg Am. 1977;59:948–53.

[14] Free SA, Delp SL. Trochanteric transfer in total hip replacement: effects on the moment arms and force- gencrating capacities of the hip abductors. J Orthop Res. 1996;14:245–50.

[15] Beck M, Krüger A, Katthagen C, Kohl S. Osteotomy of the greater trochanter: effect on gluteus medius function. Surg Radiol Anat. 2015;37:599–607. https:// doi.org/10.1007/ s00276-015-1466-z.

[16] Ganz R, Campacci A, Grappiolo G, et al. Open intra- capsular hip surgery. Minerva Ortop E Traumatol. 2014;65:53–7.

[17] Ganz R, Gill TJ, Gautier E, et al. Surgical dislocation of the adult hip. A technique with full access to the femoral head and acetabulum without the risk of avas- cular necrosis. J Bone Joint Surg Br. 2001;83:1119– 24. https://doi. org/10.1302/0301-620x.83b8.11964.

[18] Ganz R, Horowitz K, Leunig M. Algorithm for femo- ral and periacetabular osteotomies in complex hip deformities. Clin Orthop. 2010;468:3168–80. https:// doi.org/10.1007/ s11999-010-1489-z.

19] Tannast M, Macintyre N, Steppacher SD, et al. A systematic approach to analyse the sequelae of LCPD. Hip Int. 2013;23(Suppl 9):S61–70. https:// doi. org/10.5301/hipint.5000071.

20] Gautier E, Ganz K, Krugel N, et al. Anatomy of the medial femoral circumflex artery and its surgical implications. J Bone Joint Surg Br. 2018;83-B:149. https://doi.org/10.1302/0301- 620x.83b1.0830149.

# 第十二章
## 成人股骨颈截骨术的适应证和临床疗效

*Paulo Rego*

## 一、简介

股骨粗隆间截骨术（intertrochanteric osteotomy，ITO）是一种公认的为治疗股骨近端畸形和预防股骨头坏死（avascular necrosis，AVN）塌陷的术式。

近年来，股骨粗隆间截骨术的临床应用有下降趋势。其中有一些是技术局限性，如不能同时处理关节内病理改变。另外，矫形部位远离主要的解剖畸形易出现继发性畸形，进而导致外展肌群肌力长期减退。股骨干的内移或外移改变了下肢的机械轴，下肢肢体长度也是值得关注的问题（图12.1）。一些研究还表明，股骨粗隆间截骨术后的全髋关节置换术（total hip replacement，THR）在技术上要求更高，通常会造成手术时间增加、失血量增多和更高的感染率。股骨头外翻患者如果股骨颈短，大粗隆高，粗隆间内翻截骨也会造成关节外撞击。

与股骨粗隆间截骨术相比，在更近端（股骨颈水平）安全地进行截骨和大粗隆远端推移

术可能更具有优势，如更高的矫形效率、残余畸形更少、肢体短缩可能性小、方便进入关节检查股骨髋臼撞击、治疗软骨盂唇疾病并进行骨软骨成形术。

在过去十年中，人们对股骨头的血液供应有了更充分的理解，从而提出了更为安全的髋关节外科脱位手术技术，并由此开发了包含髋外旋肌、旋股内侧动脉（medial femoral circumfex artery，MFCA）深支和支持带血管的软组织瓣手术。基于这种软组织瓣手术，已经开发出股骨颈的新手术技术，如相对颈部延长术（relative neck lengthening，RNL）、股骨颈截骨术（femoral neck osteotomy，FNO）和股骨头缩头术（femoral head reduction osteotomy，FHRO）都已经被广泛接受。

如果手术操作规范，股骨头坏死发生的风险非常低，因为它可以直接监测保护股骨头的血液供应。在已经发表的股骨头下截骨复位治疗股骨头骨骺滑脱的文献中并发症发生率低，尤其是股骨头坏死，说明这是一项安全的手术

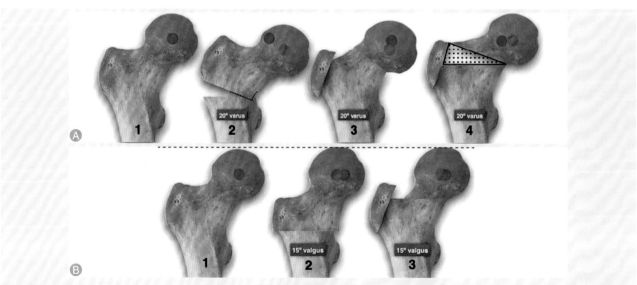

图12.1　A. 不同类型20°内翻截骨术示意。A1：正常股骨近端；A2：股骨粗隆间内翻截骨术，无楔形截骨；A3：闭合内翻楔形股骨颈截骨术对患肢长度影响较大；A4：开放楔形股骨颈截骨术对患肢长度影响较小。股骨粗隆间内翻截骨术在没有主动楔形截骨时会产生较大位移（红点与蓝点）。B. 不同类型15°外翻截骨术的效果。B1：正常股骨近端；B2：股骨粗隆间外翻可以通过移除楔形截骨骨块来控制；B3：与闭合楔形外翻截骨术相比，股骨粗隆间截骨术的股骨干移位最大。varus：内翻；valgus：外翻

技术。

考虑到股骨粗隆间截骨术的截骨水平更低，旋股内侧动脉在手术过程中似乎可以免受医源性损伤。然而，一些解剖学研究表明，深支在小粗隆后面向近端延伸 5 ~ 10 mm（图 12.2），正是股骨粗隆间截骨术截骨线穿出内侧皮质的区域。

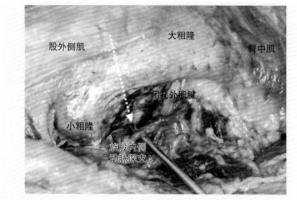

虚线箭头：股骨粗隆间截骨术（粗隆间截骨术）截骨方向
图 12.2　旋股内侧动脉与小粗隆的密切关系

与股骨粗隆间截骨术相比，股骨颈截骨术的另一个优点是可以使用螺钉固定。与股骨粗隆间截骨术使用的钢板相比，股骨颈截骨术中使用螺钉固定引起的股骨粗隆部刺激和疼痛可能性要小得多。

笔者研究的目的是验证在成年人原发性或创伤后股骨头畸形中，应用股骨颈截骨术技术的可行性和可重复性。

## 材料与方法

自 2009 年以来，笔者进行了 13 例股骨颈截骨术。在本系列病例中纳入了 11 例患者，平均随访时间 4 年（3 ~ 8 年）。所有患者（10 例女性和 1 例男性）均为成年人，平均年龄 26 岁（26 ~ 37 岁）。

6 例患者的主要影像学异常为髋外翻、股骨头圆韧带凹高，与臼顶软骨接触。3 例患者

为股骨颈内翻和高位大粗隆。股骨颈骨折后遗症 2 例。其中，一例在股骨头下嵌插骨折后外翻畸形愈合，另一例为内植入物失效致髋内翻、骨不连伴。在 4 例患者中，伴有髋臼发育不良、关节是匹配的。其中 1 例髋臼发育不良继发于 Morbus-Perthes。手术前，一名患者的同侧肢体短缩（20 mm），另一名患者的同侧肢体长（15 mm）。所有患者均有粗隆和腹股沟疼痛，在轴向负荷下疼痛更为严重。下肢内旋受限，这个问题影响了他们的日常活动。外翻畸形愈合患者需扶拐行走。

术前常规检查，所有患者均需有标准的前后骨盆正位和髋关节穿桌侧位 X 线检查。还需获得外展或内收位影像资料（取决于原发畸形），以模拟矫正后股骨头的位置。在手术前后测量颈干角、髋臼指数、外侧中心边缘角和 δ角。除 1 例（有骨折螺钉）外，所有患者术前均进行了关节造影下 MRI（包括径向序列）检查，以确定股骨头颈的关节轮廓，并评估盂唇和软骨损伤。

术前、术后 12 个月、24 个月以及每年 1次随访，使用非关节炎髋关节评分（nonarthritic hip score，NAHS）对患者进行评估。由于现实因素，只使用了末次随访的评分数据。

所有患者均采用髋关节外科脱位手术入路。为了股骨颈截骨术的安全，使用延长支持带软组织瓣显露整个股骨颈部。取侧卧位时，手术侧肢体可自由活动，并于前侧放置一个无菌袋。皮肤切口为经大粗隆前三分之一的直切口。近侧阔筋膜在臀大肌前方切开。

使用摆锯进行大粗隆截骨术。截骨线的方向应确保臀中肌后部 3 ~ 4 mm 仍然附着在大粗隆基底近端。股外侧肌起点完整地保留在可移动的大粗隆骨块上。小心地将剩余的臀中肌纤维从稳定的大粗隆中剥离，大粗隆截骨块可以自由活

动并向前翻转。粗隆截骨量的最大厚度不应超过
13 ~ 15 mm。通过这种技术，大部分梨状肌肌
腱仍然附着在粗隆基底上，以保护旋股内侧动
脉深支的关节囊穿透区域（图12.3）。于梨状肌
和臀小肌之间的间隙显露关节囊。髋关节屈曲、
外旋和外展可更清晰地显露关节囊。腿部支架的
使用可使髋部的位置更加稳定。关节囊暴露时，
外旋肌保持不变，以保护臀下动脉和臀上动脉
与旋股内侧动脉深支的吻合支。下一步是"Z"
形关节囊切开术（右髋），检查关节在运动过程
中是否存在异常接触区域。

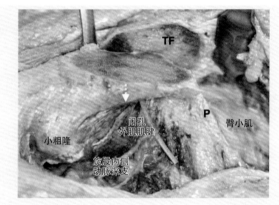

大粗隆截骨端向内侧翻转（TF），梨状肌（P）需要附着在
稳定的大粗隆基底上。以股骨粗隆间后线（箭头）为基准，
截骨线和深支之间需要保持安全距离
图12.3　旋股内侧动脉深支穿过闭孔外肌

　　然后用特制的弧形剪刀切开圆韧带，使髋
关节完全脱位。通过在不同位置旋转下肢，可
以看到整个髋臼和大部分股骨头。评估和处理
形态学异常及其伴随的盂唇和关节软骨损伤。
其中，有5例患者在此时进行了头颈关节软骨
成形术。

　　再次复位髋关节后，开始建立延长的支
带软组织瓣。使用15 mm的直骨刀，仔细一小
片一小片地切除大粗隆后部。在执行此操作时，
直骨刀不应从骨的后面穿透，可以手法使其弯
曲和断裂。将活动的碎骨片向外翻转，以便在
直视下完成严格的骨膜下剥离（图12.4）。在股

骨颈上方，纵向切开支持带前方的骨膜，并从
皮质处仔细松解。

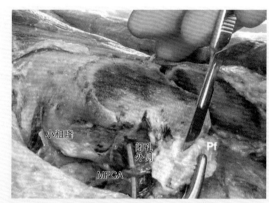

旋股内侧动脉深支（MFCA）（蓝色橡皮筋）和从短肌腱附
着中松解的外翻骨片（Pf）的安全距离
图12.4　去除粗隆基底骨质的操作

　　重复这个过程，直到截骨表面与股骨颈的
后表面和上表面平齐。切开股方肌远端骨膜并
向后和远端剥离（图12.5）。骨膜下软组织瓣继
续以这种方式延长直到见到小粗隆基底的后表
面。使用小型拉钩小心暴露颈后部，直到拉钩
的尖端可以绕过颈部，并从前内侧放置牵开器
在颈部周围，以便在截骨术期间保护软组织瓣。
对于内侧拉钩，在股骨头部再次脱位的情况下
进行相应的骨膜下剥离。注意保护位于后内侧
的 Weitbrecht 韧带；在该韧带的顶部有旋股内
侧动脉深支的第一个分支，可为股骨头部的内
侧部分提供血液供应。

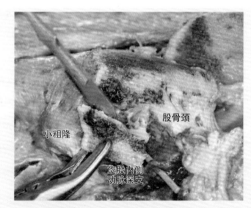

图12.5　将粗隆骨后方截取至小粗隆水平并进行松解

两次解剖完成后，软组织瓣形成一个前方开放的软组织管腔，包含供应骨骺的所有重要血管。由于其长度可以进入整个颈部区域，操作过程中血管过度拉伸的风险较低。使用低振动振荡锯进行截骨。根据术前计划，截骨可在髋关节复位（内翻开放楔形或外翻闭合楔形）或髋关节脱位（内翻闭合楔形）。笔者使用克氏针和测角仪控制楔形截骨量和矫正角度的精准度。在髋关节复位的内翻开放楔形截骨术中，内侧皮质未完全截断，允许使用小型撑开器逐渐撑开，直到达到所需的矫正角度。骨缺损处用粗隆截骨术后的骨填充。矫正时可用2根克氏针暂时稳定，在透视矫正满意后，用2枚4.5 mm全螺纹皮质螺钉实现最终固定，以避免压缩或矫正丢失。在内翻闭合楔形截骨术中，髋关节脱位从前侧截骨操作更容易（图12.6）。在外翻闭合楔形截骨术中股骨头复位，与内翻开放楔形一样，内侧皮质未完全。在这种情况下，用复位钳闭合缝隙并用克氏针固定。当闭合外侧间隙时，支持带瓣变得冗余，必须仔细调整，以避免扭曲产生血供灌注停止。使用2～3枚4.5 mm皮质螺钉平行插入股骨颈和头部进行最终固定。缝合关节囊，但不要紧密缝

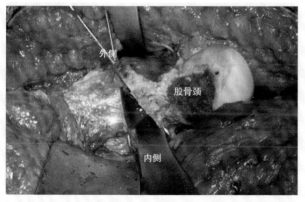

其中内侧楔形截骨以纠正下肢缩短。这种截骨术在髋关节脱位时效果更好。截骨术前头颈交界处cam型撞击的骨软骨成形术

图12.6　术中25°内翻闭合楔形截骨术

合。使用2枚3.5 mm螺钉重新固定粗隆截骨块；注意不要让近端螺钉压迫软组织瓣膜。当需要时，尤其是在外翻闭合楔形截骨术中，大粗隆可向远端推进。

在5例髋臼发育不良患者中，又进行了髋臼周围截骨术手术。受益于外侧入路，第一刀不完全坐骨截骨可以通过下孖肌和股方肌之间的间隙进行，用软组织拉钩可在直视下保护坐骨神经。对于剩余的髋臼行周围截骨术截骨，患者变为仰卧位。其中一名患者，尽管头颈交界处采用骨软骨成形术治疗，并对股骨颈部相对延长，髋臼周围截骨术术后的术中进行X线检查提示头臼匹配不佳。所以再次通过股骨入路，采用外翻股骨颈截骨术矫形（图12.7）。

对于外翻畸形愈合的患者，手术方法与内翻开放楔形截骨术相同。对于颈部骨不连、螺钉断裂和近端骨块向远端移位的患者，必须在股骨颈基底部截骨，以便从近端骨块中取出剩余螺钉。外侧10°外翻闭合楔形截骨有助于取出螺钉，改善骨折不愈合平面的剪切力。使用刀钢板的股骨粗隆间外翻截骨术未被考虑，因为股骨髓内钉的干扰（图12.8）。

术后方案包括对所有髋关节手术的患者进行12周的部分负重行走。股骨颈截骨术和髋臼周围截骨术愈合后允许完全负重。所有患者在截骨稳定后至少2个月截骨部位愈合后再行外展肌康复训练。

三、结果

颈干角（150°～120°）均改善至130°的正常平均值。股骨头外翻时δ角，即股骨头凹上缘与负重区内侧缘之间的角度从–22°（–50°～–7°）至12.4°（–14°～21°）。在6例额外行髋臼周围截骨术患者中，外侧中

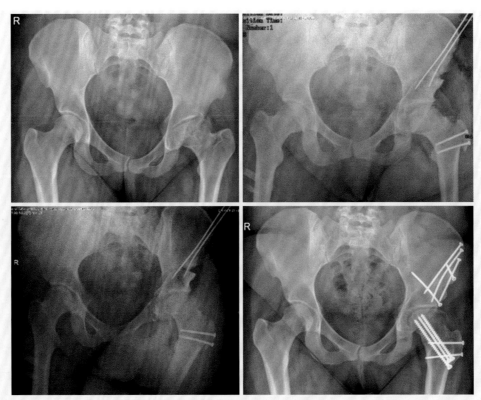

采用股骨头髋关节脱位成形术，进行相对颈部延长和坐骨截骨。在完成髋臼周围截骨术后，术中X线片出乎意料的显示头臼型合度欠佳。因此，再次股骨入路，通过外翻股骨颈截骨术重新矫形。股骨粗隆间截骨后钢板固定不适用此例患者，因为在相对颈部延长后，刃钢板抓持力不够。最后的图片显示了良好的矫形。R：右

图12.7　股骨头骨骺骨软骨病后的复杂髋关节畸形

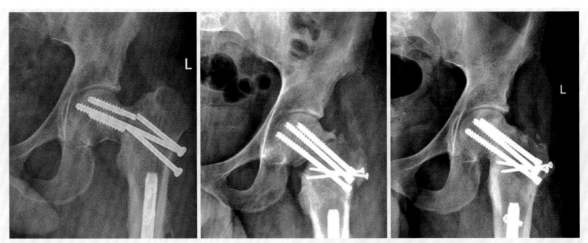

延长的支持带软组织瓣可以安全将骨不连中头部的螺钉移除。用外侧闭合楔形股骨颈区矫正股骨颈内翻。由于同侧有髓内钉固定，股骨粗隆间外翻截骨术不可行。3年随访结果，轻度残余内翻，骨不连愈合，无股骨头坏死发生迹象。L：左

图12.8　1例26岁男性患者股骨颈骨不连伴螺钉断裂

心边缘角从17.5°（11°～22°）提高到29°（22°～40°），髋臼顶指数从20°（15°～28°）改善到3.8°（-1°～10°）（图12.9）。

非关节炎髋关节评分从术前37分（22～65

分）提高到术后84分（76～98分）。所有截骨术均及时愈合，无并发症或内固定物失效。在至少3年的随访中，没有观察到股骨头坏死病例，无患者需要再次手术移除内固定物，也无

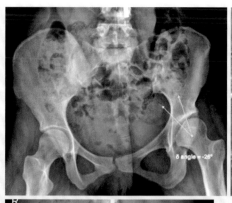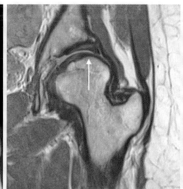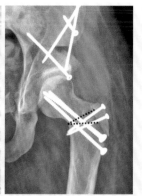
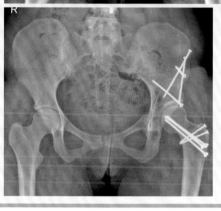

图 12.9　股骨近端局灶性缺损伴残余髋臼发育不良，合并股骨头外翻和高的股骨头中央凹，部分与髋臼软骨接触。核磁共振成像，白色箭头显示中央凹进入负重区的距离。为了避免过度矫正髋臼周围截骨术，导致髋臼顶角度为负，增加了股骨颈内翻截骨术。为了避免进一步缩短下肢不等长，进行了开放性楔形截骨术（黑色虚线）3.5 年，结果关节结构良好，截骨端愈合良好

因内固定物引起粗隆疼痛的病例发生。

　　笔者的手术对下肢长度没有显著影响。股骨颈骨折后内固定断裂和不愈合的病例（图 12.7）在手术前缩短了 20 mm，在外翻截骨术后几乎没有变化；使用鞋垫补偿，能够很好地适应日常生活活动，生活没有重大影响。随访时，所有患者外展功能正常或接近正常，步态正常。在仅有股骨颈截骨术的患者和股骨颈截骨术加髋臼周围截骨术的患者之间，3 个月至截骨术稳定的时间没有显著差异。笔者也没有发现内翻开放楔形截骨术和闭合楔形截骨术的愈合时间有显著差异。

## 四、讨论

　　近年来，在股骨粗隆间和粗隆下区域水平上进行的成年人股骨近端截骨术越来越少。主要是因为当对已确定的骨关节炎需要进行手术治疗时，结果往往不可预测，医师和患者都偏

重全髋关节置换术。另一个伴随而来的问题是肢体长短差异过大，许多患者会因植入物突出而产生的局部疼痛。

　　安全地行髋关节外科脱位手术的可能性不仅使人们更详细地了解髋关节撞击是骨关节炎发生的重要原因，而且还新开发了一种延长的软组织瓣，其中包含了股骨头的大部分血液供应，这是关节囊内安全行截骨术的关键。该手术要求很高，但只要血管结构得到保留，并且在手术过程中血管不产生张力，就被认为是安全的。

　　该技术已广泛应用于儿童和青少年，以矫正由股骨头骨骺滑脱或股骨头骨骺骨软骨病引起的显著畸形，中期随访效果良好。然而，当考虑在年轻人群中将该方法与使用支持带瓣延长术矫正股骨近端原发性畸形或后天性畸形时，可参考文献很少。

　　有人可能认为，成年人股骨颈截骨术的手

术技术比儿童和青少年更为苛刻。事实上，因成年人的颈部骨膜较薄，撕裂的风险可能较高，但仔细解剖可以避免此类并发症。与改良 Dunn 手术相比，该手术在恢复髋关节解剖和功能方面同样安全有效。在笔者的研究中，患者的满意度和临床结果评分的改善与其他已发表的年轻患者相似。此外，笔者成功地治疗了两种创伤后畸形，早期损伤导致的支持带瘢痕是不可预见的，并且可能增加股骨头坏死的风险。笔者的系列研究证实了这样的想法，即患者偏于选择股骨颈截骨术以减少对下肢长度的影响，并且该方法中植入物的影响更小，并对外展肌力的康复时间有积极促进作用。与股骨粗隆间截骨术相比，股骨颈截骨术还有其他优势，包括可以进入关节内，实施监测股骨头血供灌注，可治疗关节撞击和盂唇损伤。

一方面，该方法有助于将大粗隆重新定位到旋转中心所需的位置；它优化了肌肉力臂，可以更方便以后行关节置换治疗。在有关股骨和髋臼矫正顺序的争论中，赞成"股骨侧优先"是可取的。第一步坐骨截骨时可对坐骨神经直接保护就是最有力的证据。此外，股骨矫正定义明确，需要按要求严格执行；髋臼截骨术具有更高的矫正潜力，微调更容易。术中意外情况很少见，如在上述病例中，髋臼矫正后的头臼匹配不满意导致需要重新通过股骨入路进行外翻矫正截骨术。股骨颈内翻截骨术不仅是为了减少颈干角（CCD），更重要的是减少了股骨头凹与髋臼马蹄状软骨的接触面负荷，这个区域在发育性髋关节中已经缩小了。

另一方面，与股骨粗隆间截骨术相比，股骨颈截骨术患者不得不接受更长的挂拐时间（通常 1 个月）。与文献相反，在笔者的少数病例中，与闭合楔形截骨术相比，开放楔形内翻截骨术的愈合时间并没有更长。本研究的主要

局限性在于笔者的患者病例数较少，加上病理解剖的异质性，影响了统计分析结果。然而，笔者认为股骨颈截骨术可用于特定的成年患者，其安全性与儿童和青少年的相似，并且与粗隆间或粗隆下截骨术相比具有显著优势。

鲁超，许鹏 译

## 参考文献

（遵从原版图书著录格式及出现顺序）

[1] Bartoníček J, Vávra J. Valgus intertrochanteric osteot- omy for coxa vara of Bucholz–Ogden Types II and III in patients older than 30 years. Arch Orthop Trauma Surg. 2011;131:1211–7. https://doi.org/10.1007/ s00402-011-1278-5.

[2] Haverkamp D, Eijer H, Patt TW, Marti RK. Multi directional intertrochanteric osteotomy for primary and secondary osteoarthritis—results after 15 to 29 years. Int Orthop. 2005;30:15–20. https://doi. org/10.1007/s00264-005-0024-4.

[3] Schneider W, Aigner N, Pinggera O, Knahr K. Intertrochanteric osteotomy for avascular necro- sis of the head of the femur. J Bone Joint Surg Br. 2002;84-B:817–24. https://doi.org/10.1302/0301- 620x.84b6.0840817.

[4] Scher MA, Jakim I. Intertrochanteric osteotomy and autogenous bone-grafting for avascular necrosis of the femoral head. J Bone Jt Surg. 1993;75:1119–33. https://doi. org/10.2106/00004623-199308000-00001.

[5] Jacobs MA, Hungerford DS, Krackow KA. Intertro- chanteric osteotomy for avascular necrosis of the fem- oral head. J Bone Joint Surg Br. 1989;71-B:200–4. https://doi. org/10.1302/0301-620x.71b2.2925735.

[6] Haverkamp D, Eijer H, Besselaar PP, Marti RK. Awareness and use of intertrochanteric oste- otomies in current clinical practice. An international survey. Int Orthop. 2007;32:19–25. https://doi. org/10.1007/s00264-006-0270-0.

[7] Leunig M, Puloski S, Beck M, et al. Proximal femoral osteotomy: current indications and techniques. Semin Arthroplast. 2005;16:53–62. https://doi.org/10.1053/j. sart.2004.12.006.

[8] Ganz R, Horowitz K, Leunig M. Algorithm for femo- ral and periacetabular osteotomies in complex hip deformities. Clin Orthop. 2010;468:3168–80. https:// doi.org/10.1007/s11999-010-1489-z.

[9] Siebenrock K, Ekkernkamp A, Ganz R. The correc- tive intertrochanteric adduction osteotomy without removal of a wedge. Oper Orthopadie Traumatol. 2012;8:1–13. https://doi.org/10.1007/BF03181115.

[10] Suominen S, Antti-Poika I, Santavirta S, et al. Total hip replacement after intertrochanteric osteotomy. Orthopedics. 1991;14:253–7.

[11] Ferguson GM, Cabanela ME, Ilstrup DM. Total hip arthroplasty after failed intertrochanteric osteotomy. J Bone Joint Surg Br. 1994;76-B:252–7. https://doi. org/10.1302/0301 620x.76b2.8113286.

[12] Gautier E, Ganz K, Krugel N, et al. Anatomy of the medial femoral circumflex artery and its surgical implications. J Bone Joint Surg Br. 2018;83-B:149. https://doi.org/10.1302/0301-620x.83b1.0830149.

[13] Kalhor M, Beck M, Huff TW, Ganz R. Capsular and pericapsular contributions to acetabular and femoral head perfusion. J Bone Joint Surg Am. 2009;91:409– 18. https://doi.org/10.2106/JBJS.G.01679.

[14] Ganz R, Gill TJ, Gautier E, et al. Surgical dislocation of the adult hip. A technique with full access to the femoral head and acetabulum without the risk of avas- cular necrosis. J Bone Joint Surg Br. 2001;83:1119– 24. https://doi.org/10.1302/0301-620x.83b8.11964.

[15] Ganz R, Huff TW, Leunig M. Extended retinacular soft-tissue flap for intra-articular hip surgery: surgical technique, indications, and results of application. Instr Course Lect. 2009;58:241–55.

[16] Leunig M, Ganz R. Relative neck lengthening and intracapital osteotomy for severe Perthes and Perthes- like deformities. Bull NYU Hosp Jt Dis. 2011;69:S62.

[17] Leunig M, Casillas MM, Hamlet M, et al. Slipped capital femoral epiphysis: early mechanical damage to the acetabular cartilage by a prominent femoral metaphysis. Acta Orthop Scand. 2000;71:370–5. https://doi. org/10.1080/000164700317393367.

[18] Ziebarth K, Zilkens C, Spencer S, et al. Capital realign- ment for moderate and severe SCFE using a modi- fied Dunn procedure. Clin Orthop. 2009;467:704–16. https://doi.org/10.1007/s11999-008-0687-4.

[19] Ziebarth K, Leunig M, Slongo T, et al. Slipped capi- tal femoral epiphysis: relevant pathophysiological findings with open surgery. Clin Orthop Relat Res. 2013;471:2156–62. https://doi.org/10.1007/s11999- 013-2818-9.

[20] Al-Talalwah W. The medial circumflex femoral artery origin variability and its radiological and sur- gical intervention significance. Springerplus. 2015;4 https://doi.org/10.1186/s40064-015-0881-2.

[21] Kalhor M, Horowitz K, Gharehdaghi J, et al. Ana- tomic variations in femoral head circulation. Hip Int J Clin Exp Res Hip Pathol Ther. 2012;22:307– 12. https://doi.org/10.5301/HIP.2012.9242.

[22] Tannast M, Siebenrock KA, Anderson SE. Femoroac- etabular impingement: radiographic diagnosis--what the radiologist should know. AJR Am J Roent- genol. 2007;188:1540–52. https:// doi.org/10.2214/ AJR.06.0921.

[23] Nötzli H, Müller S, Ganz R. Die radiologische Bezie- hung der Fovea capitis femoris zur azetabulären Belastungszone bei der normalen und dysplastischen Hüfte des Erwachsenen. Z Für Orthop Ihre Gren- zgeb. 2001;319:502–6. https:// doi.org/10.1055/s-- 2001-19231.

[24] Beltran LS, Mayo JD, Rosenberg ZS, et al. Fovea Alta on MR images: is it a marker of hip dysplasia in young adults? Am J Roentgenol. 2012;199:879–83. https://doi.org/10.2214/ajr.11.8193.

[25] Christensen CP, Althausen PL, Mittleman MA, et al. The nonarthritic hip score: reliable and vali- dated. Clin Orthop. 2003;406:75–83. https:// doi. org/10.1097/00003086-200301000-00013.

[26] Lavigne M, Parvizi J, Beck M, et al. Anterior femo- roacetabular impingement: part I. techniques of joint preserving surgery. Clin Orthop. 2004:61–6.

[27] Beck M, Leunig M, Parvizi J, et al. Anterior femoro- acetabular impingement: part II. Midterm

results of surgical treatment. Clin Orthop. 2004:67–73.

[28] Ganz R, Parvizi J, Beck M, et al. Femoroacetabular impingement: a cause for osteoarthritis of the hip. Clin Orthop. 2003:112–20. https://doi. org/10.1097/01. blo.0000096804.78689.c2.

[29] Grose AW, Gardner MJ, Sussmann PS, et al. The surgical anatomy of the blood supply to the femoral head: description of the anastomosis between the medial femoral circumflex and inferior glu- teal arteries at the hip. J Bone Joint Surg Br. 2008;90:1298–303. https://doi. org/10.1302/0301-620X.90B10.20983.

[30] Leunig M, Slongo T, Ganz R. Subcapital realignment in slipped capital femoral epiphysis: surgical hip dis- location and trimming of the stable trochanter to pro- tect the perfusion of the epiphysis. Instr Course Lect. 2008;57:499–507.

[31] Huber H, Dora C, Ramseier LE, et al. Adolescent slipped capital femoral epiphysis treated by a modi- fied Dunn osteotomy with surgical hip dislocation. J Bone Joint Surg Br. 2011;93-

B:833–8. https://doi. org/10.1302/0301-620x.93b6.25849.

[32] Ziebarth K, Domayer S, Slongo T, et al. Clinical sta- bility of slipped capital femoral epiphysis does not correlate with intraoperative stability. Clin Orthop Relat Res. 2012;470:2274–9. https://doi.org/10.1007/ s11999-012-2339-y.

[33] Massè A, Aprato A, Grappiolo G, et al. Surgical hip dislocation for anatomic reorientation of slipped capital femoral epiphysis: preliminary results. Hip Int J Clin Exp Res Hip Pathol Ther. 2012;22:137–44. https://doi.org/10.5301/HIP.2012.9208.

[34] Aprato A, Bonani A, Giachino M, et al. Can we pre- dict femoral head vitality during surgical hip disloca- tion? J Hip Preserv Surg. 2014;1:77–81. https://doi. org/10.1093/jhps/hnu010.

[35] Marti RK, Schuller HM, Raaymakers EL. Intertro- chanteric osteotomy for non-union of the femoral neck. J Bone Joint Surg Br. 1989;71-B:782–7. https:// doi.org/10.1302/0301-620x.71b5.2584247.

# 第十三章
# 粗隆下截骨术矫正股骨扭转畸形

*Mattia Loppini*,
*Reinhold Ganz*,
*Luigino Turchetto*,
*Giuseppe Mazziotta*,
*and Guido Grappiolo*

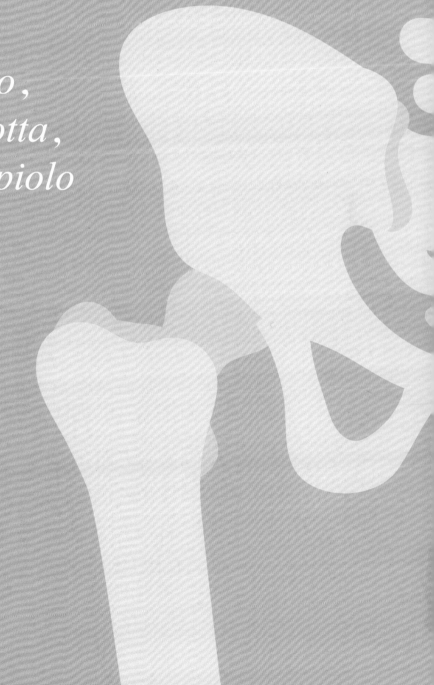

## 证据级别：Ⅳ，病例系列

### 引言

在髋部和腹股沟区疼痛的患者中，股骨扭转畸形非常常见。股骨扭转畸形一般不会独立存在，常合并有原发性和继发性髋臼发育不良、髋内翻、股骨头骨骺骨软骨病和骨骺滑脱等。如果不及时治疗，在开放或髋关节镜的保髋手术后，疼痛和功能受限会持续存在。虽然过去对骨关节炎（osteoarthritis，OA）损伤的具体力学机制还不清楚，但现在笔者清楚股骨扭转畸形可产生关节内、外撞击和不稳定，这两者都被认为是骨关节炎的重要启动因素。股骨颈前倾过小是外伤性后脱位的主要因素。

股骨扭转畸形可在粗隆间、粗隆下、股骨干和髁上这几个节段进行矫形，使用或多或少专门设计的内固定装置。所有手术均可能发生并发症，比如固定失效、矫形过度或不足、术中骨折和感染。

对于复杂的髋关节畸形，矫形可以在 1 次麻醉下联合其他手术一起进行。当股骨扭转和其他股骨手术必须与髋臼矫形同时进行时，从股骨一侧开始是有利的，这一顺序的可能原因是：髋臼矫形只能在股骨矫形后进行；股骨矫形会影响髋臼矫形量；在某些情况下，甚至可以避免髋臼矫形。

在本报告中，描述了手术技术，并报告了两个中心的病例系列，其中部分病例已经在更大的组中发表。该手术技术只需要在做其他涉及粗隆间区域的手术时（如大粗隆下移、颈部相对延长和头、颈截骨）将股骨切口做一小段延伸，也可获得力学稳定的头臼对线。此外，在半脱位或高度脱位的病例中，去扭转可与股骨缩短同时进行。扭转畸形的矫形量可在直视下评估，切开关节也有利于微调去扭转矫正量。

## 患者和方法

### 1. 人口学资料

笔者回顾性地分析了 8 例患者（9 髋）。根据体格检查、影像学测量的扭转程度和功能位上股骨扭转的代偿来确定去扭转截骨术的指征。

其中男性患者 1 例，女性患者 7 例，手术时平均年龄为（19.5±4.2）岁（范围 13 ~ 26 岁）。术前诊断包括：DDH 术后残留髋臼发育不良（6 例）、关节挛缩（1 例）、Larsen 综合征（1 例）和脑瘫（1 例）。在 8 例患者中有 4 例曾接受同侧髋关节手术，如股骨近端截骨（1 例）、Chiari 截骨术（1 例）和手术细节不详（2 例）。

所有患者的第一步均为髋关节外科脱位。在所有病例中，都是通过粗隆下旋转来减少股骨前倾。其他操作见表 13.1。

结果评估包括一系列的 X 线片和在随访中进行的临床评估。最低随访时间为 1 年。

### 2. 术前评估

所有患者术前均进行骨盆及患侧髋关节的体格检查和 X 线检查。术前不常规进行标准化的扭转成像。

所有患者均按顺序进行矫形手术。也可根据个别患者的术中具体情况调整术前计划，包括截骨的步骤等。例如，在 Perthes 畸形中，真正的股骨前倾角只有在相对股骨颈延长后才可见。

### 3. 手术技术

所有患者均在标准手术台上以侧卧位进行手术。对肢体的固定和铺单，要确保其活动不受限。当计划行同期髋臼周围截骨术时，铺单范围要更大。术中放置"U"形泡沫枕以保护对侧肢体，术侧肢体稳定在髋关节外展和（或）内收中立。

表 13.1　粗隆下去扭转截骨的联合手术。所有手术均在髋关节外科脱位术后进行

| 患者 | 年龄（年） | 性别 | 侧别 | 伴随手术 | 固定类型 | 并发症 |
|---|---|---|---|---|---|---|
| 1 | 21 | 女 | 左 | RNL，股骨头复位截骨术，关节囊成形术，SFO | 4.5 mm 窄版 DCP，6-孔，4 螺钉 | 无 |
| 2 | 13 | 女 | 左 | RNL，股骨骨软骨成形术 | 4.5 mm 窄版 DCP，6-孔，4 螺钉 | 无 |
| 3 | 26 | 女 | 左 | RNL，PAO | 4.5 mm 窄版 DCP，7-孔，4 螺钉 | 无 |
| 4 | 16 | 女 | 左 | RNL，PAO，盂唇固定术 | 4.5 mm 窄版 DCP，7-孔，4 螺钉 | 无 |
| 5 | 22 | 女 | 左 | RNL | 4.5 mm 窄版 DCP，7-孔，4 螺钉 | 无 |
| 6 | 22 | 女 | 右 | RNL，股骨骨软骨成形术，SFO，PAO | 4.5 mm 窄版 DCP，7-孔，4 螺钉 | 无 |
| 7 | 20 | 女 | 左 | RNL，股骨骨软骨成形术 | 4.5 mm 窄版 DCP，6-孔，4 螺钉 | 无 |
| 8 | 16 | 男 | 左 | 股骨骨软骨成形术，PAO | 4.5 mm 窄版 DCP，6-孔，4 螺钉 | 无 |

注：RNL 为股骨颈相对延长；PAO 为髋臼周围截骨术；SFO 为股骨短缩截骨术；DCP 为动力加压钢板。

如前面所述，去扭转截骨术以外科脱位入路为基础向远端延伸。股骨去扭转截骨手术的一般指征包括股骨髋臼撞击和（或）关节不稳定的情况，前倾大 > 20° 或 < 0°（后倾）。后者通过术中肉眼观察股骨头的活动范围进行评估。

当需要同期行髋臼周围截骨术时，在关节脱位后立即根据先前描述的技术进行第一步，即不完全坐骨截骨。囊内手术，如头颈软骨成形术、颈部相对延长术、颈部截骨术和（或）头部截骨术，也在粗隆下手术前进行。髋臼周围截骨及 Codivilla-Colonna 报道的关节囊成形术均在去扭转截骨 ± 缩短术后施行。

一个 7 孔 5 mm 的动态加压钢板临时固定于股骨外侧皮质，确定合适的去扭转截骨位置和固定截骨近端。在预截骨水平处用骨刀标记，并在股骨远端骨块的最近端螺钉孔钻孔（图 13.1）。

去除钢板后，使用锋利的 10 ~ 15 mm 直骨刀，在截骨水平近端和远端约 2 cm 范围将骨皮质向前、向后鱼鳞状掀起（图 13.2）。以提供一层附着骨皮质的连续软组织袖套，前、后均放置钝性拉钩于软组织袖套和股骨干之间，以防止截骨时软组织损伤。

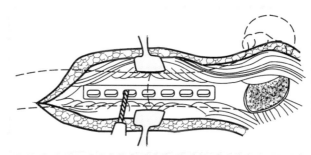

在进行股骨截骨之前，在计划截骨的远端钻一个孔

图 13.1　髋关节外科脱位术后，钢板临时固定以确定截骨水平（虚线）

（改良自 Kamath 等 [16]）

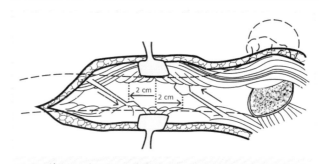

用锋利的骨刀形成带有肌肉附着的骨片软组织袖套

图 13.2　对截骨水平近端和远端约 2cm 的骨皮质进行处理

（改良自 Kamath 等 [16]）

使用摆锯进行横截骨并同时进行连续冲洗（图 13.3）。在此之前，可通过在截骨水平上方和下方打入 2 根克氏针来评估去扭转截骨矫形的程度。

采用粗隆下去扭转截骨的经典方法是旋转

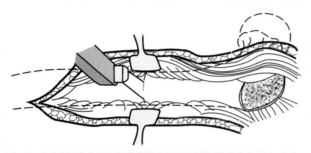

图 13.3 用摆锯进行横截骨，同时使用钝性拉钩防止软组织损伤

（改良自 Kamath 等 [16]）

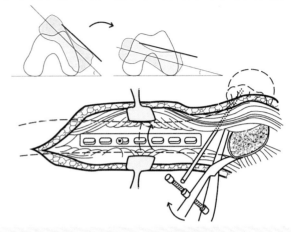

沿股骨颈前表面放置克氏针，在膝关节屈曲 90° 时，通过测量克氏针与放置于手术台上的下肢轴线之间的角度来评估矫形量

图 13.4 通过已钻孔的远端骨块固定钢板后，用点式复位钳旋转近端骨块

（改良自 Kamath 等 [16]）

远端骨折块进行矫形，这种方法需要较大力量维持复位和固定。而外科脱位及复位后的髋关节使得近端骨块活动度更大，更容易调整，远端变得相对稳定。将钢板固定在已经预钻孔的骨折远端，保持远端处于最佳的位置。通过 2 根克氏针直观地控制，并借助骨钳将近端骨块旋转到位。将骨折近端向前旋转以矫正前倾，或向后旋转以矫正后倾。还有另一种相对简单的控制方法：将克氏针紧贴固定在股骨颈前方，可以显示前倾和矫形的程度。另一个方法是膝关节屈曲 90° 放置在手术床上，来观察前倾的变化（图 13.4）。当克氏针垂直于下肢的轴线时，颈部旋转为零。笔者通常的目标前倾是 10° ~ 15°，但是当髋臼前倾需要在股骨一侧补偿时，就需要针对性调整。通过在截骨的近端骨块拧入第 1 枚螺钉，对 2 枚螺钉采用加压的方式来完成最后的矫形（图 13.5）。在固定螺钉时，必须小心固定钢板，使其与骨干保持齐平，以避免不必要的骨块旋转。另一种加压方式是使用一个动态加压装置，但在本例中这种情况下是不必要的。

　　每个病例术中评估需包括直视下和（或）透视控制整体旋转对线、无撞击运动和关节匹配度。为了获得足够的稳定性，在所有病例中，每个骨块 > 1 枚螺钉固定就足够。透视可用于记录术中截骨固定和关节对线情况。随后，无

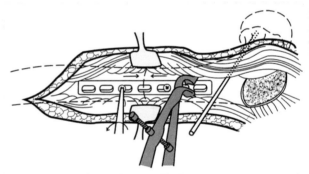

图 13.5 为了确保固定牢固，将钢板推向近端，使第 1 枚螺钉处于加压模式，并在加压模式下再次钻取离截骨最近的近端骨块上的孔。将骨块位置调整好后，通过交替拧紧 2 个螺钉，实现理想的加压固定。在最后仔细检查关节确保稳定性和无撞击运动，如果患者骨质正常，且使用的螺钉质量良好，每个骨块中有 2 枚螺钉就足够支撑了

（改良自 Kamath 等 [16]）

张力缝合关节囊，用 2 枚 3.5 mm 螺钉重新固定粗隆骨片。其次是修复股外侧肌的起点，逐层闭合切口。

　　对于没有接受其他同期截骨手术和伴随手术的患者，允许负重行走，但是限负重为 15 kg。6 周后，行 X 线片评估骨愈合情况。当可见骨痂桥接且粗隆截骨显示骨性愈合，开始增加负重。外展肌练习也在此时开始。

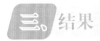

所有患者的扭转畸形均为股骨颈过度前倾。因此，平均矫形 15° ～ 20°（最大调为 40°）以实现 10° ～ 15° 的最终前倾。

所有患者均伴行其他手术（表 13.1）。其中，最常见的是相对头颈延长术、头颈前侧骨软骨成形术和髋臼周围截骨术。

所有患者在末次随访时均显示截骨愈合（图 13.6）。大多数患者在手术后 10 ～ 12 周可以完全负重。在第 6 周时影像学检查发现骨折愈合，在第 16 周时截骨线完全消失。没有患者报告截骨相关的问题，或严重的全身性并发症。

笔者的粗隆下去扭转截骨术的样本量较小，

主要来自 GICCA 组的两个中心，部分已发表。该技术与传统的截骨术不同，它利用外科脱位入路。股骨粗隆下去旋转截骨术可用于因病理性股骨扭转畸形诱发的股骨髋臼撞击或关节不稳定的患者，这些患者无法单独通过关节内手术和（或）同期的髋臼手术得到充分矫正。

对于复杂的畸形，髋关节外科脱位提供了股骨近端和髋臼的接近 360° 的显露，并可以精确评估动态功能障碍和最终确定必要的关节囊内手术的指征，如头颈骨软骨成形术、颈部相对延长术、颈部截骨术和（或）头部截骨术。它允许直视下确定股骨前倾，并据此确定是否需要行缩短和去旋转截骨矫形。特别是在股骨头骨骺骨软骨病或 Perthes 样髋关节，只有在颈部相对延长后，才能确定股骨颈畸形的真正程度。

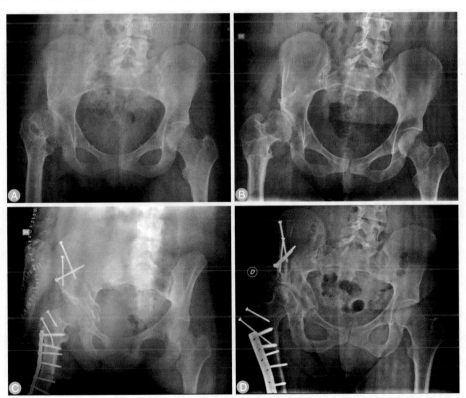

A. 复杂髋臼和股骨畸形引起的严重疼痛并半脱位；B. 外展和内旋的 X 线片显示股骨髋臼关系改善，关节间隙增大；C. 相对颈部延长、股骨粗隆远端前移、股骨粗隆下去扭转截骨和髋臼周围截骨术后的 X 线片；D. 随访 2 年，X 线片显示所有截骨稳定。患者症状消失，下肢功能改善

图 13.6　21 岁女性患者脊柱裂合并混合神经功能缺陷

当需要同时矫形股骨和髋臼畸形时，建议先矫形股骨侧。有些髋臼手术或关节囊成形术不应在股骨手术之前进行。相比股骨，髋臼矫形有更大的余地，有时股骨去扭转截骨和髋臼边缘修整可能足以改善关节的活动范围和稳定性，从而不再需要进行髋臼截骨。但是，如果需要髋臼周围截骨，可以首先在直视下通过股骨后侧进行坐骨不全截骨，并对坐骨神经进行可靠保护。

在内固定和截骨端稳定性方面，粗隆下截骨要优于粗隆间截骨。除了与粗隆、颈部或头部截骨存在空间干扰外，钢板螺钉和螺旋刀片固定粗隆间截骨在技术上要求更高，无法在近端骨皮质部分缺失的情况下进行可靠的固定。此外，大粗隆的再固定，甚至大粗隆推移后的再固定在技术上难度大、稳定性差。根据笔者的经验，与刃钢板这类钢板相比，粗隆下钢板发生粗隆外侧疼痛和滑囊炎风险较低。当然，粗隆间截骨能够同时进行内翻或外翻矫形，而粗隆下截骨几乎不可能。

粗隆下皮质骨的愈合时间略长于粗隆间的松质骨。但这可能在一定程度上可以通过应用带皮质骨的软组织袖套来进行补偿，从而使截骨更早愈合。无论如何，完成愈合所需的时间对结局影响较小。

一般来说，4.5 mm 的窄版动态加压钢板可以达到足够的稳定性，而宽钢板上螺钉孔的偏心排列可能会导致植入螺钉时发生骨块旋转。随着去扭转截骨后，截骨远端、近端骨面轮廓差异较大，这个问题就变得明显。

文献中对股骨畸形扭转有多种定义。Fabricant 等认为 > 25° 为前倾过大的阈值。Jackson 等将后倾定义 ≤ -2°，过度前倾定义为 > 18°。然而，不太希望仅实现数字上的矫正，而是更多地关注术中获得的关节匹配、稳

定性及有无撞击运动。此技术可降低股骨旋转畸形矫形过度或矫形不足的风险。

本研究有一些局限性，如样本量小。另外，本研究以回顾性方式进行，未与其他固定技术进行比较。因此，笔者无法给出与前面描述的其他技术相比的优越性。该样本的特征是基础诊断和联合手术的差异性。但另一方面，这也支持现有本技术应对不同髋关节病变中的多功能性。最后，还有一个缺陷是缺乏术前和术后标准化的扭转成像。

总之，股骨扭转畸形的处理需要动态的术中评估，以正确识别任何关节内和关节外的撞击和（或）不稳定的来源。股骨粗隆下截骨术是一种可重复和安全的技术，通过外科脱位技术，采用直加压钢板进行股骨粗隆下截骨和截骨处去皮质术。在一系列复杂的保髋手术中，这项技术可与其他股骨和（或）骨盆手术相结合。建议从股侧开始，以获得最佳的手术顺序，纠正不同的病理形态。

郭建斌，李辉 译

## 参考文献

（遵从原版图书著录格式及出现顺序）

[1] Tönnis D, Heinecke A. Diminished femoral ante-torsion syndrome: a cause of pain and osteoarthritis. J Pediatr Orthop. 1991;11:419–31. https://doi.org/10.1097/01241398-199107000-00001.

[2] Hamdy RC, Ehrlich MG. Subtrochanteric derotation osteotomy of the femur using three or four wires. A technical note. Clin Orthop. 1994;302:111–4.

[3] Tomak Y, Piskin A, Ozcan H, Tomak L. Subtrochan- teric derotation osteotomy using a bent dynamic compression plate in children with medial femoral torsion. Orthopedics. 2008;31:453–8. https://doi.org/10.3928/01477447-20110414-09.

[4] Bogunovic L, Gottlieb M, Pashos G, et al. Why

do hip arthroscopy procedures fail? Clin Orthop. 2013;471:2523–9. https://doi.org/10.1007/s11999- 013-3015-6.

[5] Clohisy JC, Nepple JJ, Larson CM, et al. Academic Network of Conservation Hip Outcome Researc M: persistent structural disease is the most common cause of repeat hip preservation surgery. Clin Orthop. 2013;471:3788–94. https://doi.org/10.1007/s11999- 013-3218-x.

[6] Reikerås O, Bjerkreim I. Idiopathic increased ante- version of the femoral neck. Radiological and clini- cal study in non-operated and operated patients. Acta Orthop Scand. 1982;53:839–45. https://doi. org/10.3109/17453678208992836.

[7] Cordier W, Katthagen BD. Femoral torsional defor- mities. Orthopade. 2000;29:795–801. https://doi. org/10.1007/s001320050528.

[8] Siebenrock KA, Steppacher SD, Haefeli PC, et al. Valgus hip with high antetorsion causes pain through posterior extraarticular FAI. Clin Orthop. 2013;471:3774–80. https://doi.org/10.1007/s11999- 013-2895-9.

[9] Tibor LM, Ganz R, Leunig M. Case reports: anteroin- ferior acetabular rim damage due to femoroacetabular impingement. Clin Orthop Relat Res. 2013;471:3781– 7. https://doi.org/10.1007/s11999-013-2921-y.

[10] Ganz R, Parvizi J, Beck M, et al. Femoroacetabu- lar impingement: a cause for osteoarthritis of the hip. Clin Orthop 2003;417:112 20. https://doi.org/10.1097/01.blo.0000096804.78689.c2.

[11] Steppacher SD, Albers CE, Siebenrock KA, et al. Femoroacetabular impingement predisposes to traumatic posterior hip dislocation. Clin Orthop. 2013;471:1937–43. https://doi.org/10.1007/s11999- 013-2863-4.

[12] Hoffer MM, Prietto C, Koffman M. Supracondylar derotational osteotomy of the femur for internal rota- tion of the thigh in the cerebral palsied child. J Bone Joint Surg Am. 1981;63:389–93.

[13] Hau R, Dickens DR, Nattrass GR, et al. Which implant for proximal femoral osteotomy in children? A comparison of the AO (ASIF) 90 degree fixed-angle blade plate and the Richards intermediate hip screw. J Pediatr Orthop. 2000;20:336–43.

[14] Gordon JE, Pappademos PC, Schoenecker PL, et al. Diaphyseal derotational osteotomy with intramedul- lary fixation for correction of excessive femoral ante- version in children. J Pediatr Orthop. 2005;25:548–53. https://doi.org/10.1097/01.bpo.0000158783.37602.cb.

[15] Staheli LT. Torsion--treatment indications. Clin Orthop. 1989;247:61–6.

[16] Kamath AF, Ganz R, Zhang H, et al. Subtrochanteric osteotomy for femoral mal- torsion through a surgical dislocation approach. J Hip Preserv Surg. 2015;2:65–79. https://doi.org/10.1093/jhps/hnv011.

[17] Handelsman JE, Weinberg J, Friedman S. The role of the small AO external fixator in supracondylar rota- tional femoral osteotomies. J Pediatr Orthop Part B. 2005;14:194–7. https://doi.org/10.1097/01202412- 200505000-00010.

[18] Shim JS, Staheli LT, Holm BN. Surgical correc- tion of idiopathic medical femoral torsion. Int Orthop. 1995;19:220–3. https://doi.org/10.1007/bf00185226.

[19] Staheli LT, Clawson DK, Hubbard DD. Medial femo- ral torsion: experience with operative treatment. Clin Orthop. 1980;146;222–5.

[20] Svenningsen S, Apalset K, Terjesen T, Anda S. Oste- otomy for femoral anteversion. Complications in 95 children. Acta Orthop Scand. 1989;60:401–5. https://doi.org/10.3109/17453678909149306.

[21] Winquist RA. Closed intramedullary osteotomies of the femur. Clin Orthop. 1986;212:155–64.

[22] Ganz R, Horowitz K, Leunig M. Algorithm for femo- ral and periacetabular osteotomies in complex hip deformities. Clin Orthop. 2010;468:3168–80. https://doi.org/10.1007/s11999-010-1489-z.

[23] Tomczak RJ, Guenther KP, Rieber A, et al. MR imag- ing measurement of the femoral antetorsional angle as a new technique: comparison with CT in children and adults. AJR Am J Roentgenol. 1997;168:791–4. https://doi.org/10.2214/ajr.168.3.9057536.

[24] Ganz R, Slongo T, Siebenrock KA, et al. Surgi- cal technique: the capsular arthroplasty: a useful but abandoned procedure for young patients with developmental dysplasia of the hip. Clin Orthop.

2012;470:2957–67. https://doi.org/10.1007/s11999- 012-2444-y.

[25] Souza RB, Powers CM. Concurrent criterion-related validity and reliability of a clinical test to measure femoral anteversion. J Orthop Sports Phys Ther. 2009;39:586–92. https://doi.org/10.2519/jospt.2009. 2996.

[26] Ganz R, Gill TJ, Gautier E, et al. Surgical dislocation of the adult hip. A technique with full access to the femoral head and acetabulum without the risk of avas- cular necrosis. J Bone Joint Surg Br. 2001;83:1119– 24. https://doi.org/10.1302/0301-620x.83b8.11964.

[27] Ganz R, Huff TW, Leunig M. Extended retinacular soft-tissue flap for intra-articular hip surgery: surgical technique, indications, and results of application. Instr Course Lect. 2009;58:241–55.

[28] Schmidt J, Kumm D, Naughton S. Classification of bone healing after intertrochanteric osteotomies. Con-sequences for the surgical procedure and postopera- tive rehabilitation. Acta Orthop Belg. 1995;61:29–36.

[29] Ejnisman L, Philippon MJ, Lertwanich P, et al. Relationship between femoral anteversion and findings in hips with femoroacetabular impinge-ment. Orthopedics. 2013;36:e293–300. https://doi. org/10.3928/01477447-20130222-17.

[30] Fabricant PD, Bedi A, De La Torre K, Kelly BT. Clini- cal outcomes after arthroscopic psoas lengthening: the effect of femoral version. Arthrosc J Arthrosc Relat Surg Off Publ Arthrosc Assoc N Am Int Arthrosc Assoc. 2012;28:965–71. https://doi.org/10.1016/j. arthro.2011.11.028.

[31] Jackson TJ, Lindner D, El-Bitar YF, Domb BG. Effect of femoral anteversion on clinical outcomes after hip arthroscopy. Arthrosc J Arthrosc Relat Surg Off Publ Arthrosc Assoc N Am Int Arthrosc Assoc. 2015;31: 35–41. https://doi.org/10.1016/j.arthro.2014.07.009.

[32] Decker S, Suero EM, Hawi N, et al. The physi-ological range of femoral antetorsion. Skelet Radiol. 2013;42:1501–5. https://doi.org/10.1007/s00256- 013-1687-3.

[33] Kay RM, Rethlefsen SA, Hale JM, et al. Comparison of proximal and distal rotational femoral osteotomy in children with cerebral palsy. J Pediatr Orthop. 2003;23:150–4.

# 第十四章
## 创伤外科中髋关节外科脱位的应用

*Alessandro Aprato,*
*Ettore Sabetta,*
*Matteo Giachino, and*
*Alessandro Massè*

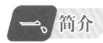

## 一、简介

由于显露困难，而解剖复位极其重要，因此涉及关节面的髋关节骨折一直是骨科医师面临的主要挑战。据报道，即使是轻微的关节面不平滑，创伤后髋关节也会迅速发生关节炎。这要求大多数病例必须解剖复位，主要是通过切开复位内固定。此外，有研究表明关节面复位的精度，尤其是负重面，会影响远期结果。

单切口入路是最常用的复位和固定骨折的方法。然而，每种标准入路都只能部分显露髋臼，对累及髋臼前后柱或壁的复杂骨折想获得清晰视野并复位可能不容易。有时采用的扩展入路或联合入路备受诟病，因为一些学者发现其并发症的发生率更高，如感染、异位骨化和肌无力。

常规髋关节显露的第二大缺陷是难以直接控制并复位关节内骨折，因为其仅能显露一小部分髋臼和股骨头。对关节表面的精确评估将允许外科医师在复位和固定过程中更好的恢复关节面解剖，即使是 1 mm 的关节复位不良都可能导致继发性关节退变。

安全的髋关节外科脱位术因其能够完整地显露髋臼和股骨头，在非创伤性髋关节病变的治疗中也表现出极佳的效果。接下来它将展示其在创伤学领域的价值，即在治疗复杂骨折的同时避免联合入路或扩展入路。

## 二、适应证

各种髋关节创伤都可以通过安全的髋关节外科脱位术得到良好的治疗。无论是否累及后壁，该技术对于髋臼横形或 T 型骨折的复位和固定都有很大的优势。笔者的经验表明，相比臼顶下骨折，该技术更适用于经臼顶负重区和臼顶旁骨折。其他适应证包括关节内粉碎骨折的复位评估，关节内碎片的清除和关节外放置螺钉的监测等。

股骨头骨折的手术指征尚有争议。手术治疗的决策不仅要考虑骨折类型，还要考虑患者的临床状况、年龄、活动度和骨质量。年轻活跃患者的 Pipkin Ⅱ、Ⅲ 和 Ⅳ 型患者，一般采用切开复位内固定术；如果移位明显，Pipkin Ⅰ 型损伤可手术治疗。除了手术适应证之外，对于手术方式和手术入路的选择，尤其是需要固定的骨折块的选择及其对最终结果的影响，仍存在一些争议。

## 三、手术技巧

Gibson 或 Kocher-Langenbeck 入路均可应用；后者放置后方复位钳的空间更大，而前者不劈开臀大肌。大粗隆截骨术可获得包含臀中肌、股外侧肌和臀小肌长腱止点的骨块。为了保证梨状肌肌腱的大部分保持在大粗隆基底，应保证截骨时保留臀中肌后缘一小部分肌腱附着在大粗隆尖上，截骨后再锐性剥离。只有这样，才能保证梨状肌肌腱上缘会在粗隆止点附近被切开，继而臀小肌和梨状肌之间的间隙才得以显露。这个间隙的显露对于避免旋股内侧动脉深支的损伤至关重要。松解臀小肌的起点后，将粗隆截骨块向前翻转和推移；如果有必要，在这个阶段可以进行臀小肌清创（臀小肌损伤在髋臼骨折中很常见）。如果关节囊完整或仅有小部分破裂时，可采用前上关节囊切开术（"Z"形）。通过下肢外旋内收使股骨头向前脱位。

### 1. 髋臼骨折

通过活动下肢可对髋臼进行 360° 检查，清除关节表面的碎片。然后重新复位股骨头，对受伤组织进行进一步清理，观察骨折线。在这个阶段，必须决定是否可以不切开外旋肌进行骨折复位和固定。如果需要切断肌腱，应该至少距大粗隆后缘 2 cm 的距离进行。为了避免损伤旋股内侧动脉深支，闭孔外肌腱在任何情况下都应保留。显露后壁和后柱，清晰显露后方骨折线。在这一阶段，必须根据具体的骨折类型进行直接复位手术。

横行骨折，不管是否伴有后壁骨折（图 14.1，图 14.2），复位的方法都不相同。最实用的技术是使用两个 3.5 mm 的 Jungbluth 复位钳（Matta 骨盆系统，Stryker Trauma AG，Selzach，瑞士），一个放在前柱，一个放在后柱。

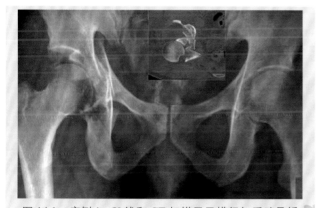

图 14.1　病例 1：X 线和 CT 扫描显示横行加后壁骨折

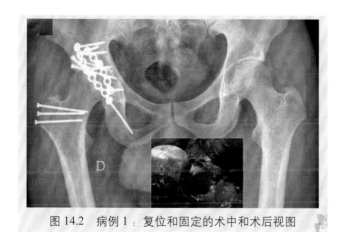

图 14.2　病例 1：复位和固定的术中和术后视图

经臼顶负重区和臼顶旁骨折可以很容易地放置前方 Jungbluth 复位钳，而臼顶下骨折通常没有足够的空间放置前夹持器，在这种情况

下，后柱可以采用 3.5 mm Jungbluth 复位钳而前柱采用 3 mm Schantz 钉。后方 Jungbluth 复位钳通常跨过骨折线置于臼顶上方区域和坐骨大切迹后缘之间。在使用 Gibson 入路时，后方 Jungbluth 复位钳应放置在更靠近后壁的位置，以避免软组织过度紧张。

放置好复位钳后，复位手法通常是将骨盆下缘向下和向外推。如果有必要，可使用 Schantz 螺钉钻入坐骨结节辅助进一步旋转。

当达到满意复位时，可沿前柱中心线打入 1~2 枚 3.5 mm 皮质螺钉进行骨折固定。螺钉的入钉点位于髋臼顶上方 3~4 cm 处约 2 cm 宽的圆形区域。通过手指触摸髂耻隆起内侧和前柱后方，或直接检测关节面来感知螺钉的正确方向。对于软组织肥厚，如肥胖或肌肉发达的患者，可能很难找到螺钉的正确方向，螺钉倾向于向中间和前面偏移。

此后可复位股骨头，按照 Letournel 和 Judet 方法用重建钢板固定后柱。若累及后壁，可在后柱固定前复位后壁，然后在后柱钢板外侧放置后壁钢板。

前后柱均固定后，再次脱位股骨头，检查关节内骨折的复位情况和是否有螺钉穿入关节内。

T 型骨折可通过将 T 型骨折转化为横行骨折来进行复位。这可以通过在坐骨结节和前柱放置 Schantz 螺钉操控复位横行骨折线远端的前后柱骨折来实现。当下部骨折复位后，可采用从后前侧打入的 1~2 根克氏针临时固定。然后按照前面所述进行最终复位和固定。前柱和后柱的复位通常更具挑战性，但可通过关节软骨将 Schantz 螺钉作为操纵杆打入前柱，或使用共线钳（Synthes，Paoli，PA，USA）进行复位。共线钳可以在最小的空间内通过 T 型骨折的垂直分支植入并复位骨折。采用 1~2 枚

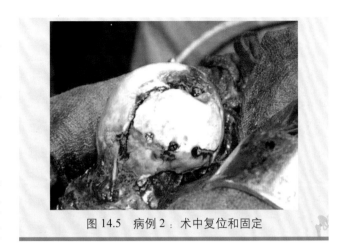

3.5 mm 螺钉完成前柱的最终固定。后柱复位和固定如前所述。最后通过股骨头脱位检查关节面复位和螺钉位置。

将股骨头复位，无张力缝合支持带和关节囊；大粗隆截骨块用 2～3 枚螺钉固定。

### 2. 股骨头骨折

对于 Pipkin Ⅲ 型骨折股骨头脱位必须小心，股骨颈骨折应先用克氏针临时固定。在 Pipkin Ⅰ 型骨折中，下部碎片可能仍然附着在圆韧带和（或）下支持带（图 14.3 至图 14.6），

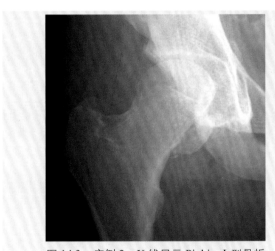

图 14.3　病例 2：X 线显示 Pipkin Ⅰ 型骨折

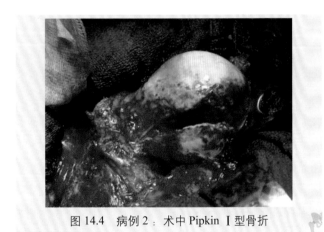

图 14.4　病例 2：术中 Pipkin Ⅰ 型骨折

使用弯剪仔细剪断韧带，保留下支持带以降低股骨头坏死发生的风险。

可从关节面置入 2.7 mm 不可吸收螺钉固定股骨头骨折。螺钉头不能突出关节面，如果必

图 14.5　病例 2：术中复位和固定

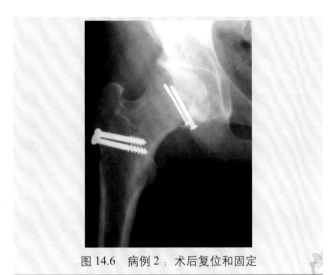

图 14.6　病例 2：术后复位和固定

须突出，也应避免负重区。最终重新将股骨头复位在髋臼内。

Pipkin Ⅲ 型患者，取出之前放置的克氏针后，股骨颈最终用螺钉固定。在 Pipkin Ⅳ 型骨折中，清除受损组织，重新复位股骨头，检测后壁骨折线。然后根据骨折类型进行复位操作，如果伴有横行骨折，则可采用前文描述的技术。

### 四、局限性

这种技术有一些局限性。通过髋关节安全脱位的手术显露是非常好的，可以完全显露髋臼，然而入路和前柱复位并非总是一帆风顺。当骨折边缘延伸至髂耻隆起内侧时，由于前柱关节外下部难以观察，放置前复位钳可能具有

挑战性。该技术的另一个缺点是在固定过程中，由于只放置了1枚或2枚皮质螺钉，无法实现良好加压和前柱的早期稳定。对股骨头骨折来说，脱位期间的第一个重要风险是下方血管可能从下方碎片中剥脱。有研究发现，股骨头骨折合并髋臼横形骨折采用侧卧位治疗时，骨折复位不良率高于平卧位，但对此尚无共识。

## 五、结果

有文献报道，经手术治疗的髋臼骨折合并相关后脱位患者的总缺血性坏死率为9.2%，而未脱位组的股骨头坏死发生率为5%。向髋关节外科脱位治疗髋臼骨折的数据显示股骨头坏死发生率为6%，与未脱位组相当，表明坏死的发生取决于骨折类型而不是手术入路。笔者发现股骨头骨折中股骨头坏死发生率略高（7.7%），但这与文献大病例研究结果吻合。

根据Matta标准，外科手术脱位技术获得解剖复位的比例为65%，不完美的为16%，差的为19%。这与已发表的标准入路或扩大入路的数据一致，这些数据报告最容易复位的横行骨折和T型骨折的解剖复位在62%～84%，而在更复杂的病例中，这一比例在14.4%～68%。由于没有特定的验证方法来评估股骨头损伤复位的质量，因而仍然使用Matta标准来判断，其中61.5%可以实现解剖复位，38.5%复位欠佳。

根据Merle d'Aubignè和Postel评分，最近研究报告的病例临床结果21%为优，48%为良，而一般或不良的分别占17%和14%。髋臼骨折经标准入路治疗的数据与经外科手术脱位治疗的数据基本相同。股骨头骨折结果类似，然而，与前入路和后入路相比，脱位似乎稍好。

外科脱位术从切口到缝合的平均手术时间估计为150分钟，这与传统入路手术时间相同，而扩展入路通常手术时间更长。

文献分析表明，股骨大粗隆截骨术的异位骨化率明显高于后侧显露，而扩大髂股入路的风险最高。最近的研究发现，安全的外科脱位术发生异位骨化的概率介于两种最常见的入路之间，提示应尽可能采取适当的预防措施。

## 六、结论

髋关节外科脱位术对于部分髋臼和股骨头骨折是一种安全的治疗方法。手术和临床结果似乎都显示对于特定类型髋臼和股骨头骨折该方法更胜一筹。在髋臼或股骨头骨折手术量较大的中心工作的医师，经过一段时间的训练后，应该将本技术纳入他们的"技能包"。

郭建斌，汪兵　译

## 参考文献

（遵从原版图书著录格式及出现顺序）

[1] Heeg M, Klasen HJ, Visser JD. Operative treatment for acetabular fractures. J Bone Joint Surg Br. 1990;72:383–6.

[2] Heeg M, Oostvogel HJ, Klasen HJ. Conservative treatment of acetabular fractures: the role of the weight-bearing dome and anatomic reduction in the ultimate results. J Trauma. 1987;27:555–9.

[3] Letournel E, Judet R, Elson RA. Fractures of the ace- tabulum. 2nd ed. Berlin Heidelberg: Springer; 1993. p. 521–88.

[4] Matta JM. Fractures of the acetabulum: accuracy of reduction and clinical results in patients managed operatively within three weeks after the injury. J Bone Joint Surg Am. 1996;78:1632–45.

[5] Matta JM, Anderson LM, Epstein HC, Hendricks P. Fractures of the acetabulum. A retrospective analy- sis. Clin Orthop. 1986;205:230–40.

[6] Mears DC, Velyvis JH, Chang C-P. Displaced acetabular fractures managed operatively: indicators of outcome. Clin Orthop. 2003;407:173–86. https://doi. org/10.1097/00003086-200302000-00026.

[7]   Giannoudis PV, Grotz MRW, Papakostidis C, Dinopoulos H. Operative treatment of displaced frac- tures of the acetabulum. A meta-analysis. J Bone Joint Surg Br. 2005;87:2–9.

[8]   Griffin DB, Beaulé PE, Matta JM. Safety and effi- cacy of the extended iliofemoral approach in the treatment of complex fractures of the acetabulum. J Bone Joint Surg Br. 2005;87:1391–6. https:// doi. org/10.1302/0301-620X.87B10.16538.

[9]   Harris AM, Althausen P, Kellam JF, Bosse MJ. Simul- taneous anterior and posterior approaches for complex acetabular fractures. J Orthop Trauma. 2008;22:494– 7. https://doi.org/10.1097/ BOT.0b013e3181830d2a.

[10]  Kaempffe FA, Bone LB, Border JR. Open reduction and internal fixation of acetabular fractures: hetero- topic ossification and other complications of treat- ment. J Orthop Trauma. 1991;5:439–45. https://doi. org/10.1097/00005131-199112000-00009.

[11]  Kinik H, Armangil M. Extensile triradiate approach in the management of combined acetabular fractures. Arch Orthop Trauma Surg. 2004;124:476–82. https:// doi.org/10.1007/ s00402-004-0694-1.

[12]  Ganz R, Gill TJ, Gautier E, et al. Surgical dislocation of the adult hip. A technique with full access to the femoral head and acetabulum without the risk of avascular necrosis. J Bone Joint Surg Br. 2001;83:1119– 24. https://doi. org/10.1302/0301-620x.83b8.11964.

[13]  Masse A, Aprato A, Rollero L, et al. Surgical dislo- cation technique for the treatment of acetabular frac- tures. Clin Orthop. 2013;471:4056–64. https://doi. org/10.1007/ s11999-013-3228-8.

[14.  Gillespie P, Aprato A, Bircher M. Hip dislocation and femoral head fractures. In: European surgical ortho- paedics and traumatology: the EFORT textbook. Ber- lin Heidelberg: Springer; 2014. p. 2179–202.

[15]  Alonso JE, Volgas DA, Giordano V, Stannard JP. A review of the treatment of hip dislocations asso- ciated with acetabular fractures. Clin Orthop. 2000;377:32–43. https://doi. org/10.1097/00003086-200008000-00007.

[16]  Solberg BD, Moon CN, Franco DP. Use of

a trochan- teric flip osteotomy improves outcomes in pipkin IV fractures. Clin Orthop. 2009;467:929–33. https://doi. org/10.1007/ s11999-008-0505-z.

[17]  Stannard JP, Harris HW, Volgas DA, Alonso JE. Func- tional outcome of patients with femoral head frac- tures associated with hip dislocations. Clin Orthop. 2000;377:44–56. https://doi. org/10.1097/00003086- 200008000-00008.

[18]  Swiontkowski MF, Thorpe M, Seiler JG, Hansen ST. Operative management of displaced femoral head fractures: case-matched comparison of anterior versus posterior approaches for Pipkin I and Pipkin II frac- tures. J Orthop Trauma. 1992;6:437–42.

[19]  Massè A, Aprato A, Alluto C, et al. Surgical hip dis- location is a reliable approach for treatment of femo- ral head fractures. Clin Orthop. 2015;473:3744–51. https://doi.org/10.1007/ s11999-015-4352-4.

[20]  Collinge C, Archdeacon M, Sagi HC. Quality of radiographic reduction and perioperative complica- tions for transverse acetabular fractures treated by the Kocher-Langenbeck approach: prone versus lateral position. J Orthop Trauma. 2011;25:538–42. https:// doi.org/10.1097/ BOT.0b013e31820b913d.

[21]  Giannoudis PV, Kontakis G, Christoforakis Z, et al. Management, complications and clinical results of femoral head fractures. Injury. 2009;40:1245–51. https://doi.org/10.1016/ j.injury.2009.10.024.

[22]  Chiu FY, Chen CM, Lo WH. Surgical treatment of displaced acetabular fractures - 72 cases followed for 10 (6-14) years. Injury. 2000;31:181–5. https://doi. org/10.1016/s0020-1383(99)00277-6.

[23]  Li X, Tang T, Sun J. Results after surgical treatment of transtectal transverse acetabular fractures. Orthop Surg. 2010;2:7–13. https://doi. org/10.1111/j.1757-- 7861.2009.00056.x.

[24]  Liu Q, Wu D, Li P, Han S. Surgical treatment for com- plex acetabular fractures. Chin J Traumatol Zhonghua Chuang Shang Za Zhi. 2006;9:325–8.

[25]  Oh C-W, Kim P-T, Park B-C, et al. Results after oper- ative treatment of transverse acetabular fractures. J Orthop Sci Off J Jpn Orthop Assoc. 2006;11:478–84. https://doi.org/10.1007/s00776-

006-1045-6.

[26] Onche II, Obiano SK, Udoh MK. A prospective evaluation of the management and outcome of traumatic posterior dislocation of the hip--a preliminary report. Niger J Med J Natl Assoc Resid Dr Niger. 2008;17:163–7. https://doi.org/10.4314/njm. v17i2.37376.

[27] Porter SE, Graves ML, Maples RA, et al. Acetabu- lar fracture reductions in the obese patient. J Orthop Trauma. 2011;25:371–7. https://doi.org/10.1097/ BOT.0b013e3181f974f4.

[28] Triantaphillopoulos PG, Panagiotis T, Panagi- otopoulos EC, et al. Long-term results in surgically treated acetabular fractures through the posterior approaches. J Trauma. 2007;62:378–82. https://doi. org/10.1097/01. ta.0000196540.81630.4e.

[29] Iselin LD, Wahl P, Studer P, et al. Associated lesions in posterior wall acetabular fractures: not a valid predictor of failure. J Orthop Traumatol Off J Ital Soc Orthop Traumatol. 2013;14:179–84. https://doi. org/10.1007/s10195-013-0247-x.

[30] Ghalambor N, Matta JM, Bernstein L. Heterotopic ossification following operative treatment of acetabu- lar fracture. An analysis of risk factors. Clin Orthop. 1994;305:96–105.

# 第十五章

# 关节囊内及周围截骨术治疗儿童髋关节畸形-手术技术及部分病例随访

*Luigino Turchetto and*
*Reinhold Ganz*

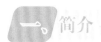

**简介**

为了避免股骨头坏死和生长板损伤，少年儿童髋关节的截骨传统上是在远离关节的区域进行。对于中度畸形和关节囊外畸形，这种技术可以获得成功。然而，当畸形位于股骨头或髋臼水平时，治疗难度就更大，尤其是合并关节半脱位时更是如此。粗隆间或粗隆下截骨术可造成显著的继发性畸形，特别是内翻和下肢短缩，通常无法达到足够的中心化和稳定性。尤其是如 Salter 截骨术正确截骨和倾斜后可能导致髋臼后倾直到成年早期才会被发现这种畸形是造成损害的原因。

在畸形顶点或周围行股骨囊内截骨术和髋臼周围截骨术通常能更有效地矫正畸形，更能够增加关节稳定性和减少继发性畸形。虽然有些截骨可能会跨越生长板，但在过去的几十年里笔者已经明白需要更加审慎地对待教条的"骺板不接触原则"，跨越髋关节生长板截骨并不会明显增加后续生长过程中医源性畸形的风险。

在本章中，笔者分享了关节内和关节旁截骨治疗复杂的儿童髋关节畸形的经验与技术。笔者用典型病例解释适应证，用术后随访说明手术效果。

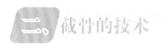

**截骨的技术**

### 1.Bernese 髋臼周围截骨术

Bernese 髋臼周围截骨术是一种髋臼再定向手术，所有截骨都从骨盆内侧进行（图15.1）。这种方法可以保留髋臼主要从其外表面而来的血液供应。截骨线到关节的距离保护髋臼周围血管环的完整性，吻合支则可以代偿因截骨引起的血供破坏。由于骶棘韧带和骶结节韧带附着于被保留的后柱上，因此矫正能力很强。此

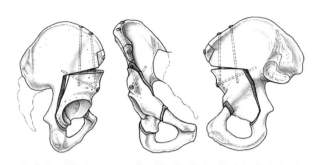

从前方和内侧切开，后柱保持连续性。髋臼上切口在髂前上棘旁，以保存臀上动脉和臀下动脉到髋臼上的血液供应。当合并股骨手术时，第一刀坐骨截骨可以通过股骨入路进行，其优点是直视下保护坐骨神经。髋臼矫正后用 3 枚螺钉固定就足够了。

图 15.1　在半骨盆上显示的不同髋臼周围截骨术切口

外，完整的后柱增加了半骨盆的稳定性，有助于保护坐骨神经。另一个优点是保留了产道，不影响自然分娩。髋臼周围截骨术于1984年被开发，从彼时起就被不断改善。根据当前学术发表情况看，该手术操作已被广泛接受。

多个刊物已经详细描述了 Bernese 髋臼周围截骨术的手术步骤，手术视频也不断涌现。如果同时也进行股骨截骨，通过股骨入路可以安全地进行第一刀坐骨不全截骨。就是因为此坐骨截骨操作会穿过髋臼后方骺板，导致髋臼周围截骨术多年未用于儿童患者。然而，对创伤后发育不良的研究使笔者重新审视这种严格的禁忌证。虽然骨盆骨折的总体发生率随着年龄的增长而增加，但到目前为止创伤后髋臼发育不良仅发生在 5 岁之前的髋臼髂 - 坐生长板损伤。有鉴于此，加上髋臼周围截骨术手术临床效果的鼓舞，笔者开始对髋臼骺板开放的年龄较大儿童实施髋臼周围截骨术手术。当笔者发现髂 - 坐生长板在后方线状切开的损伤要远远小于挤压伤时，便感觉更加有信心了。在 20 年间，做了 21 个儿童（年龄 5.5 ~ 12 岁）的 25 例髋关节后，笔者发现髋臼周围截骨术对于超过 9 岁的儿童髋臼整体生长没有干扰。

儿童与成年人髋臼周围截骨术的一个重要区别在于骨膜。虽然成年人髋部骨膜很薄，几乎可以忽略不计，但儿童期骨膜很厚，如果耻骨和坐骨截骨周围不彻底切开骨膜，它可能会影响髋臼截骨块的再定位。

### 2. 安全的髋关节外科脱位术

就在不久前，无论是从前还是从后，髋关节外科脱位都被认为是一种股骨头缺血性坏死高风险的操作。对股骨近端血管解剖的详细研究揭示了一种安全的前脱位的方法：二腹肌大粗隆截骨术；可以完全进入髋臼腔和股骨头进行探查和治疗（图15.2）。在对该技术首次描述之后，已经有多篇文章发表了关于其多种用途的内容，其中一项多中心研究表明手术的并发症较低，技术细节也可见于多个视频。除了囊内手术的可能性外，外科髋关节脱位可以探查和描述髋关节撞击的不同类型。它与包含股骨头血管供应的延伸支持带软组织瓣一起成为许多新的囊内截骨术的基础。

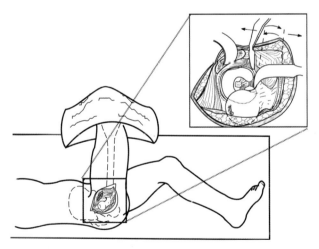

将腿放置在手术台上前侧的无菌袋中，在髋臼周围放置3个拉钩，暴露关节后调整股骨屈伸和旋转位置，整个髋臼和大部分股骨头都可以直视
图15.2　侧卧位大粗隆截骨术行髋关节外科脱位
（改良摘自 [15]）

### 3. 股骨颈相对延长术

不同于绝对的股骨颈延长术，股骨颈相对延长术是修整股骨粗隆间上后侧的骨质使其与股骨颈平齐。通过这样将大粗隆向远端推移，从而消除关节外撞击和关节内撞击，增加关节活动空间（图15.3）。几乎所有的后外侧骨修整都需要在骨膜下完成，剥离包含股骨头灌注主要血管的支持带。相对股骨颈延长很少作为单独的手术进行，更多的是作为股骨颈和股骨头部的手术的一部分。

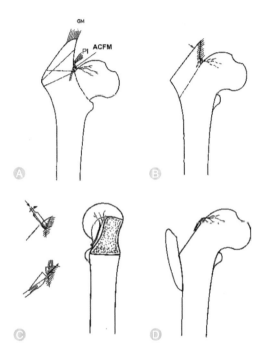

图15.3　A. 无颈畸形，支持带血管从大粗隆和股骨头之间的切迹进入股骨头。粗隆近端虚线表示大粗隆截骨水平，远端虚线表示新股骨颈的最终水平；B. 大粗隆截骨术后情况；C. 保留支持血管，严格骨膜下，逐步修整粗隆基底至新股骨颈部所需位置；D. 股骨颈相对延长和保留支持血管的效果

### 4. 扩展支持带的软组织瓣

Dunn首先尝试从股骨颈松解支持带以更安全的复位股骨头骨骺滑脱（slipped capital femoral epiphysis，SCFE）。虽然结合经典的大粗隆截骨术，但骨骺滑脱复位的操作空间仍然有限，存在软组织瓣张力过大甚至断裂的风险，因为它没有进行外科脱位。这个问题可通过安全的髋关节外科脱位得到解决，

然后将粗隆基底部骨修整至颈部水平。通过严格在骨膜和骨之间操作，将所产生的软组织瓣向远端延伸至小粗隆，这增加了血管的安全性。这种扩展的外科脱位入路充分保护股骨头骨骺血运，为安全的股骨颈和股骨头截骨奠定了基础（图15.4）。

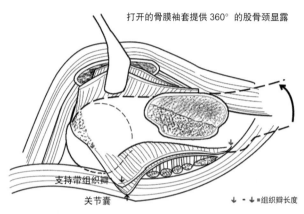

打开的骨膜袖套提供360°的股骨颈显露

支持带组织瓣

关节囊

↓- -↓=组织瓣长度

股骨粗隆截骨的后侧面是将粗隆逐步修整至股骨颈水平。
Flap length：组织瓣长度
图 15.4　股骨头脱位伴双支持带软组织瓣，内侧软组织瓣用拉钩牵开。

### 5. 股骨头下再对线

由于认识到股骨头骨骺滑脱引起撞击综合征，以及最近报道其较差的远期疗效，股骨头骨骺滑脱原位固定术的接受度已经在下降。即使是头－骺完全分离，基于外科脱位和扩展支持带软组织瓣的股骨头下再对线被证明是安全的，它可以对畸形进行解剖复位，无继发畸形（图15.5）。如果术者经验丰富，对于稳定的股骨头骨骺滑脱该技术不会造成股骨头骨骺的缺血性坏死，而头－骺完全分离患者其血供受损可能与其他因素有关。

### 6. 股骨颈截骨术

股骨颈截骨术适应证较少，其主要适应证为重度髋外翻、生长板闭合后的骨骺滑脱畸形和创伤后畸形。股骨颈截骨术的优势对于单侧畸形较为明显，因为在粗隆间水平截骨会造成

明显下肢缩短畸形。最常见的类型是内翻和闭合楔形截骨（图15.6）。相比于上述股骨头下再对线技术，股骨颈截骨术操作较容易，但固定对稳定性要求较高，愈合时间较长。当进行楔形开放截骨时，情况尤其如此。

### 7. 股骨头缩小截骨术

当股骨头骨骺骨软骨病股骨头严重畸形导致铰链外展时，传统的截骨技术难以取得满意的结果。由于继发的反应性髋臼发育不良，这种畸形变得更加复杂。股骨头畸形常为马鞍形，其中央加深代表坏死区域，而圆形边缘对应骨骺的健康部分。股骨头横径太大，传统的股骨或髋臼截骨术不能够达到合适的关节匹配度。相反，切除中央凹，保留并对齐两边健康骨质以缩小股骨头尺寸，可创造一个更圆的股骨头。对股骨头血管供应及股骨头血管分布和吻合的

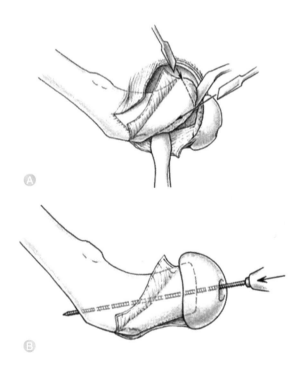

图 15.5　A.关节脱位后干骺端塑型。棉纱可以防止脱位的股骨头骨骺滑回髋臼（不可见）。2个拉钩有助于股骨颈后侧骨切除。干骺端顶部不缩短，仅清理骺板碎片组织（箭头）；B.将支持带游离至小粗隆，可以在不过度拉伸支持血管的情况下使骨骺复位。从股骨头陷凹开始，逆行打入第1根克氏针（箭头）

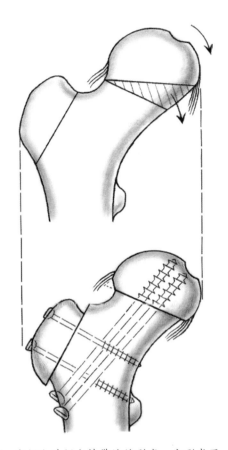

图 15.6　内侧和外侧支持带均被剥离。它形成了一个前面开放的半骨膜管，一圈都可以进入股骨颈骨质。内翻截骨术是最常见的类型，闭合楔形比开放楔形更可取。最终截骨线应尽可能水平。在中间，两个皮质应该对齐以形成皮质支撑。打入 2 枚或 3 枚螺钉作为拉力螺钉。大粗隆可以远端推移，使尖端与头部中心保持水平

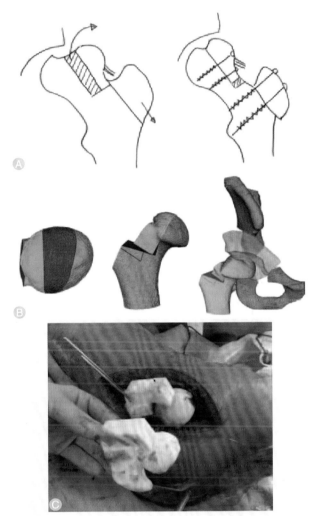

图 15.7　A. 对脱位的股骨头进行截骨。游离外侧支持带，不干扰内侧支持带。要切除的骨块大小（阴影面积）和截骨方向最好在计算机模型上模拟。截骨导板保证了所需截骨方向的准确性。可移动的骨块由支持带血管灌注，可以移动和旋转，直到表面轮廓达到最佳匹配（箭头）。用 2 枚 3.5 mm 螺钉固定骨块。几乎都需要大粗隆的远端推移。在大多数病例中，也需要同期髋臼矫正；B. 股骨头缩小截骨的计算机模拟。左图为待切除的红色部分；中图为绿色和橙色部分的最佳配合；右图为具有髋臼最佳空间矫正的"新"股骨头；C.3D 打印，个性化截骨块固定在骨前表面（克氏针）。用于执行精确截骨的槽（箭头）

详细了解有助于进一步评估此类截骨手术。根据血管研究，旋股内侧动脉的支持血管即使与干骺分离，仍可灌注大部分股骨骨骺，而骨骺的部分则由位于 Weitbrecht 韧带上方的旋股内侧动脉内侧支供应。截骨时使内侧与干骺端保持连接，而外侧是活动的，可三维移动，以便对齐（图 15.7A）。为了确保"新"股骨头在髋臼内的稳定复位，几乎总是需要同时进行髋臼周围截骨术。笔者的第一个小样本研究在 10 年的随访中获得了良好的结果，其他研究也重复了这一点。计算机模拟和使用截骨导板极大地促进了对切除尺寸和截骨方向的预估，以获得尽可能圆滑的"新"股骨头（图 15.7B，图 15.7C）。

### 三、病例展示

#### 1. 病例 1

患者男性，9 岁，股骨头骨骺骨软骨病，免荷支具治疗 1 年。尽管如此，活动度（ROM）尤其是外展减少，疼痛增加。新的 X 线片和

MRI（图 15.8）显示半脱位加重，髋臼顶开始变平。病情明显加重，不得不由保守治疗改为手术治疗。股骨内翻截骨术作为一种方案纳入讨论。虽然手术更简单，但除了下肢缩短，已出现的外展受限将迫使内翻后的下肢处于内收位，而不是改善包容。髋臼周围截骨术虽然技术难度更大，但可以有效增加覆盖，无继发畸形，并可在麻醉后手术前确认预期手术效果。

按上述方法进行髋臼周围截骨术手术，已知髋臼周围截骨术的髋臼后截骨线会穿越三角软骨。不做髂前上棘截骨，在骨突生长板后方开始显露髂骨翼。为了确保髋臼骨块游离，需要特别注意完全切断耻骨截骨线周围的骨膜。鉴于慢性髋关节病变影响髋臼骨强度，必须确认髋臼骨块完全游离后再开始矫正位置操作。沿着髋臼前唇边缘放置 1 根细克氏针，并通过

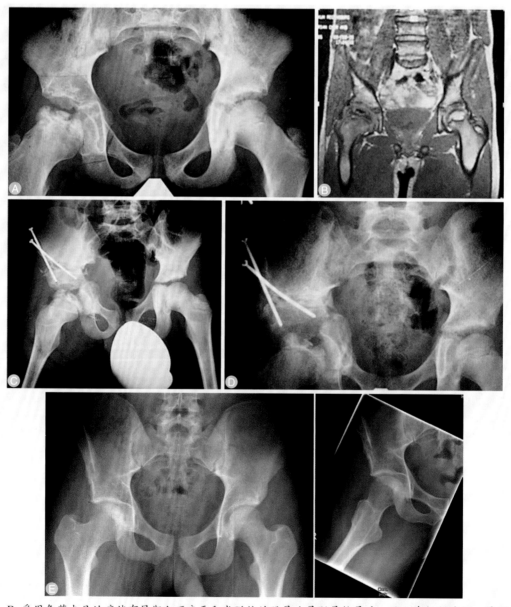

图 15.8　A、B. 采用免荷支具治疗伴有早期臼顶扁平和半脱位的股骨头骨骺骨软骨病。髋臼有轻微受压。骨骺外侧柱至关重要。髋臼生长板未闭合；C、D. 髋臼周围截骨术后 3 个月进行 X 线检查，股骨头复位良好；E. 术后 22 年髋关节发育正常，只有髂翼形态轻微变形

透视检查控制髋臼前倾角。

术后 8 周，截骨充分愈合。术后 3 个月允许无限制负重。

患者认为他的患侧髋关节恢复正常。ROM 对称，下肢长度相等。日常无疼痛，全职办公室工作，规律慢跑和骑自行车。

### 2. 病例 2

患者女性，21 岁，左髋关节股骨头骨骺骨软骨病。9 岁发病，没有经过特殊治疗，定期复查。近 2.5 cm 的下肢不等长，最近开始出现慢性腰腿痛和臀部痛。可能是腰椎间盘突出或梨状肌综合征引起的，但没有进一步确定。拉伸运动加重疼痛。

使用增高鞋垫后跛行并未完全消失。侧卧位外展肌力量为 4 ~ 5 级。外旋和外展关节活动度明显受限，屈曲、内旋和内收关节活动度稍受限。各项活动终末期可诱发中度疼痛，提示复杂的关节内和关节外撞击。腰椎、坐骨神经未见异常。

标准的 X 线片确定了股骨头骨骺骨软骨病的诊断，股骨头尚圆，覆盖良好，短颈畸形，大粗隆高位。

这种复杂的撞击的手术方案是股骨颈相对延长术，同时向远端推移大粗隆，以增加骨盆 - 股骨活动空间，头颈部骨软骨成形术也被纳入术前计划以改善局部形态。髋臼周围截骨术似乎不那么必要，但最终应取决于术中股骨颈延长后的关节稳定性。是否行去旋转截骨术也在术中决定。

手术过程按照图 15.2 和图 15.3 的示意进行。骨膜下修整粗隆基底部的隆起是费力的。在屈曲或内旋时，骨软骨成形术可最小化前侧撞击的可能。外展和外旋不再导致后侧撞击。术中见完全伸直和外旋时髋关节半脱位，这可能与小粗隆与坐骨和髋臼后缘的撞击有关，这是一

种关节外撞击的类型，偶尔可以遇到。小粗隆截骨后半脱位消失，最后用 2 枚螺钉将小粗隆于稍远处重新固定。此后，ROM 在各个方向都有很大的改善，并且没有撞击或半脱位。由于髋臼 - 股骨关系似乎是可以接受的，关节稳定性可，无须再行股骨去旋转截骨术和髋臼周围截骨术。向远端推移大粗隆，通过透视控制，用 2 枚螺钉将大粗隆固定在距原位约 2.5 cm 处。

术后挂双拐 6 周，接着单拐 2 周。主动康复始于 4 周，特别注意加强外展肌力量训练。10 周后，她仍然挂着单拐。后来成为一名美发师。术后 1 年，ROM 几乎对称，外展肌力量达到 5 级，所有症状消失（图 15.9B）。

术后 15 年，患者仍然没有疼痛。ROM 几乎是对称的。并且生育了两个孩子，做全职美发师。下肢长度的差异对她来说不是问题，上班时她穿有内增高的鞋子。总而言之，她对这个结果非常满意，并否认需要去除内固定或手术来延长下肢的长度。

### 3. 病例 3

患者男性，15 岁，轻度肥胖。5 岁时与母亲，弟弟在人行道上被车撞倒，患者为唯 幸存者，但因伤势过重，右下肢在粗隆下水平截肢。患者 13 岁时，开始出现左髋关节疼痛，但当时首先考虑的是截肢引起的相关问题，没有进一步检查。在随后的 10 个月里，疼痛加重，左髋关节活动受限。临床检查发现，左髋关节屈曲明显受限且疼痛，髋关节外旋位固定。右髋残肢主动和被动活动正常。

考虑到患者右下肢丧失功能，左髋关节的修复要求更高。原位固定可以防止进一步滑脱，但需要妥协接受关节畸形和力学限制。粗隆间或粗隆下截骨术可以矫正部分畸形，但不能充分消除头颈交界处的撞击问题。只有在畸形水平进行矫正才能同时阻止滑脱和避免撞击。因

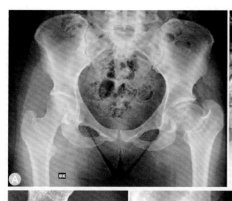
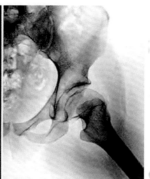
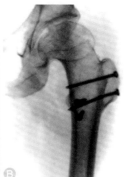
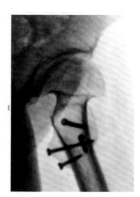
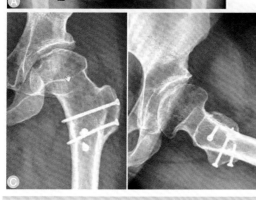

图 15.9　A. 近球形髋关节的 X 线表现，伴有明显的短颈和高位大粗隆。股骨头部与髋臼窝吻合良好，两平面高度吻合。由于股骨颈短，小粗隆与髋臼后下唇之间的距离减小。股骨颈的前倾似乎很大；B. 术后 1 年的 X 线结果。侧位片显示股骨颈相对较大的前倾，耐受性良好。患者无不适，使用增高鞋后步态正常，日常生活不受限；C. 术后 15 年影像学结果，术后外观无形态学改变

此这可能是最好的方法以预防持续和快速的关节退变。考虑到主刀医师对这种手术经验丰富，股骨头缺血性坏死的风险也不太大。家属同意了这一方案，滑脱骨骺复位后如仍遗留关节不稳定仍需要行髋臼周围截骨术的可能性也告知了患者。

患者取侧卧位，患肢游离铺单上，髋关节外科脱位入路。关节囊切开后大量微红色滑液溢出，滑膜皱襞发红肿胀。外周骨骺软骨呈毛绒状，上盂唇因股骨颈前侧慢性撞击而变形碎裂。如大多数严重滑脱一样，外科脱位术通常需要将大粗隆基底骨质修整至股骨颈平齐水平，以提供髋关节外旋活动度。用剪刀离断圆韧带后，立即可见残端出血。后外侧和后内侧支持带软组织瓣的游离比预期容易。仔细清除颈部内后方的一些骨质沉积后，弯骨刀打入骨骺和颈部之间的软性结构，并多次改变方向以撬开股骨头骨骺。特别注意，避免器械穿透骨质到支持带软组织瓣。股骨外旋可进一步暴露颈部，

去除后颈部的骨质沉积，清理残留骺板骨块，可见骨骺表面渗血，提示骨骺血供未受损伤。在不过度牵拉支持带软组织瓣的情况下，可以对骨骺进行徒手解剖复位，不需要进行股骨颈短缩。确定好股骨头复位后首先从股骨头陷凹打入全螺纹克氏针穿过外侧皮质，略远于大粗隆预期的位置（图 15.10B）。在透视确定骨骺复位满意后，使用 2 枚皮质螺钉进行最终固定。在无张力缝合关节囊和使用小的皮质螺钉重新固定粗隆之前，将股骨头复位，仔细检查关节稳定性。

在接下来的 10 年里，髋关节顺利恢复，而右腿残肢带来了持续的问题，如瘢痕破裂，反复调整。自手术后，患者左髋部的疼痛完全消失。ROM 在所有方向上均无障碍。外展肌肌力 4 级稍差，这可能与行走和锻炼不足有关。X 线片上左髋关节外缘可疑骨质增生与术中和术后 10 周相比无变化。多年来，关节间隙无明显变化。考虑到患者行走能力不足，左髋关节目

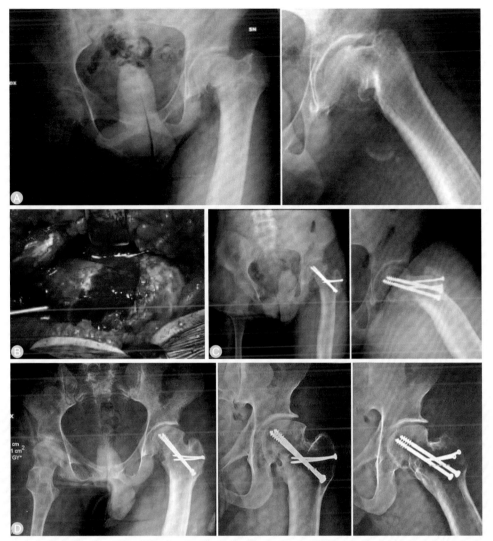

图 15.10　A.X 线显示慢性滑脱，骨骺向内向后滑移明显。股骨头下牛卡瓶块仍然可见，但宽度变窄。股骨颈穹曲成内翻，髋臼顶稍半。当 CT 或 MRI 无法检查；B. 将股骨头复位入髋臼前的术中照片，显示用克氏针临时固定复位的骨骺；C. 术后 10 周髋关节正侧位片。股骨头完美地复位入髋臼内。颈部截骨开始愈合，粗隆稳定；D. 术后 3 年和 10 年随访，没有股骨头坏死的迹象。关节间隙多年来未见变窄

前的情况可能会维持很长时间。

### 4. 病例 4

患者女性，23 岁，从小热衷于登山。3 年来，左侧腹股沟疼痛在跑步时增加，而在攀登时减少。粗隆滑囊炎采用物理治疗和注射治疗无缓解。最后，被诊断为轻度髋臼发育不良。

临床检查除了屈曲内旋稍受限，并在最大活动位置伴有疼痛外，未发现其他异常。标准骨盆正位片显示双侧髋关节轻度外翻，股骨头陷凹大且位置较高，对着髋臼部分负重面。股骨头覆盖度基本正常。侧位片显示头颈前部偏心距明显小。

在治疗方面，髋臼周围截骨术可以提高覆盖率，并能纠正股骨头陷凹承重。然而必须以负臼顶角的代价来实现，因为术前臼顶负重面就是水平的。根据外展位片决定仅行股骨侧手术，因为外展后髋臼与股骨头的关系良好，形态正常。由于右髋关节没有症状，可能不需要手术，所以左腿的短缩程度要尽可能减小。因此，首选在股骨颈水平进行矫正。

取侧卧位进行手术，髋关节外科脱位遵循上述技术的细节。对于股骨颈内翻截骨术，采用直行大粗隆截骨。切开较强而扁平的圆韧带后容易发生关节脱位。股骨头陷凹较大，局部高于正常。在髋臼侧，盂唇沿前缘呈扁平状。前侧头颈交界处没有正常的偏心距，这与临床和影像学检查结果一致（图15.11B）。剥离外侧和内侧支持带，并成形前侧头颈交界处以获得充足的偏心距。对盂唇不需要特殊处理。颈部截骨术计划为内侧半闭楔形截骨术，截除内侧楔形骨块后植入侧间隙。内翻约为15°，采用2枚4.5 mm皮质螺钉固定。用2 mm钻头在股骨头钻孔，有出血表面股骨头灌注充足。关节复位后，检测髋关节的自由运动。关节囊重新调整后，大粗隆轻微下移后固定。

术后采用2根拐杖，行走时脚趾触碰地面。外展肌的积极训练开始于4周，并在6周后增加。第8周负重增加，术后3个月开始完全负重。

近期电话随访，术后8年，患者对结果满意。1 cm的下肢不等长被忽略。对患者来说，最重要的是可以重新开始不受限制的登山。

### 5. 病例5

患者男性，12岁，轻微超重，6岁的时候开始左髋关节疼痛，伴有跛行，不能长时间行走。7岁时第一次行X线检查（图15.12A），正位和侧位显示骨骺已变平，为股骨头骨骺骨软骨病的特征。接受托马斯支具治疗1年，此后一直间断使用拐杖，疼痛不缓解，最终父母被迫寻找手术解决方案。

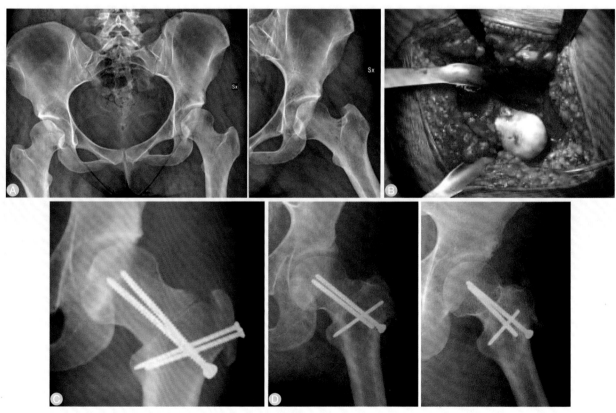

图15.11　A.（左）伴有中度对称的髋外翻和高位股骨头陷凹的骨盆X线片，与髋臼承重区相当大一部分相对应。中度髋臼发育不良，髋臼负重面水平。（右）左髋外展片显示股骨髋臼关系改善，关节间隙宽且一致；B. 术中股骨头脱位图片，显示头颈交界处没有正常凹陷。仔细修整正常凹陷是必要的；C.3个月时X片显示截骨部位的愈合过程；D. 术后7年正位片。1年前，螺钉取出后疼痛完全消失。髋关节正常，未见股骨头坏死迹象

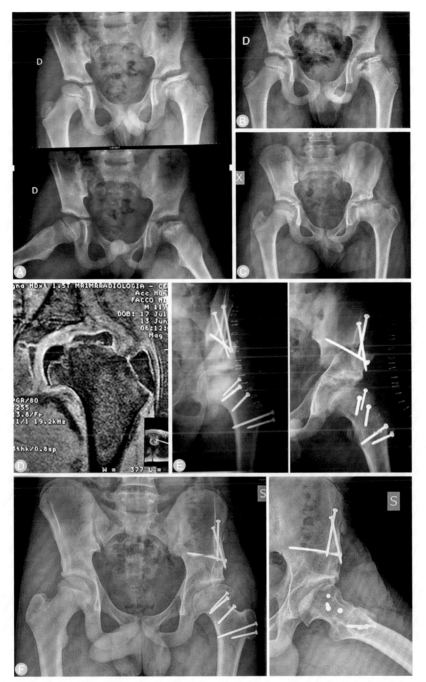

图15.12　A.患者7岁，股骨头骨骺骨软骨病，不全受累，轻度半脱位；B.患者10岁时出现坏死再骨化迹象；C.患者12岁时可见变形股骨头与髋臼相适应；D.2012年MRI检查显示侧柱变平受压并再骨化，髋臼失去了之前的凹面；E.股骨头复位截骨及髋臼周围截骨术后X正位片显示股骨头复位良好；F.术后6年随访结果显示尽管"新"股骨头不是完全圆的，关节间隙宽且一致，无坏死迹象

　　临床检查显示跛行明显。休息时疼痛减轻。自然中立位时下肢缩短约1.5 cm。肌肉萎缩明显，尤其是大腿肌肉。ROM受限，尤其是外展和内旋，外展和内旋活动终末期疼痛加重。影像学检查显示5年来骨骺持续变平、股骨头外突和半脱位，外侧柱骨化。髋臼顶反应性变平，提示慢性外展铰链。

　　在股骨头明显扁平和外突情况下，无法自由外展，单独内翻股骨截骨术很难改善包容。单独髋臼周围截骨术也有类似的风险。通过切除中间部分来缩小股骨头（图 15.7）是解决这类问题的一种较新的方法。然而，较小的"新"股骨头可能无法在平坦的髋臼内找到一个稳定的位置，这就是此种情况下推荐附加髋臼周围截骨术的原因。

手术步骤如上所述。在做这个手术时还没有计算机模拟和截骨模板。采取侧卧位，手术从股骨部分开始。皮肤消毒和铺单要允许术中改为仰卧位做髋臼手术，而无须重新铺单。

在关节脱位前，采用股骨入路行髋臼周围截骨术第一刀坐骨截骨。在手术的早期阶段，组织出血是最少的，这样就很容易确认下孖肌和闭孔外肌之间到坐骨的间隙。该间隙不干扰旋股内侧动脉深支，允许直视下保护坐骨神经。此外，这种坐骨入路可以直接切开坚韧的骨膜。

下一步是关节脱位，然后剥离外侧支持带。这种手术不游离内侧支持带和 Weitbrecht 韧带。关于如何决定切除部分的大小和形状颇为微妙，这在最近的计算机模拟中变得更容易，总体目标是获得一个更小更圆的股骨头。

外侧游离截骨块通过外侧支持带血管蒂获得血供，稳定的内侧骨块由位于 Weitbrecht 韧带表面旋股内侧动脉内侧分支滋养。采用 3 枚小螺钉固定。在"新"股骨头复位和仔细的 ROM 测试后，重新固定大粗隆，大粗隆的固定位置要略向远端推移。

关闭切口后，将患者转成仰卧位进行髋臼周围截骨术。方法如上所述，不同之处在于第一次坐骨截骨已经完成。仔细地剥离坚韧的骨膜，以便在耻骨截骨后获得骨块最佳的活动度。髋臼后截骨的完全离断有助于骨块的移动。这一步可通过透视控制。由于病变髋关节的骨质疏松，Schanz 螺钉容易从骨块中松动，因此在完全游离骨块前不要尝试改变髋臼骨块的位置。沿着前方放置 1 根细克氏针透视下控制前倾。

固定与成人髋臼固定相似。

术后前 4 周，采用双拐足趾触地行走。6 周后，增加活动范围并进行外展肌训练。所有截骨线在 8 周后充分稳定，3 个月后活动不受限。

术后 6 年随访，患者无疼痛，双下肢长度相等，走路无跛行，内旋活动略有限制，外展肌力对称。患者在青年队踢足球。建议去除内固定。此后患者失访。

### 6. 病例 6

患者男性，9 岁，单侧先天性髋内翻合并轻微膝外翻。4 岁时，第 1 次尝试畸形治疗，使用克氏针矫正失败。7 岁时，期望置入 2 枚空心螺钉以促进骨不连愈合，对极度畸形二期外科手术，髋臼发育不良也未得到解决。2 年后就诊时，患者骨不连仍未愈合。临床上有许多症状，主要是与下肢缩短和外展肌无力相关的。除了外展受限，ROM 没有减少。侧位外展肌力量 3 级。

患者取侧卧位，采用包括原有手术瘢痕的直切口。对外展肌和股外侧肌及外旋肌的损伤很小。如前面提出的髋臼和股骨联合矫正，髋臼周围截骨术的第一个坐骨切口通过股骨入路进行，以便在手术操作时主动保护坐骨神经。在大角度外翻矫形中，预计下肢延长 2 cm，应直视和触摸坐骨神经张力避免其损伤，"L"形切开股外侧肌，很容易找到并取出螺钉尾帽和垫圈。寻找第一次手术中的克氏针也很容易。在透视下，"T"形钢板第 2 枚螺钉的钻孔平行置于前次手术近端螺钉孔内的克氏针。

最终闭合伤口后，患者恢复仰卧位，使用改良 Smith Petersen 入路完成髋臼周围截骨术由于第一个坐骨切口已经通过股骨入路完成，因此不需要打开关节囊和髂腰肌之间的间隙从前面到达坐骨。在截骨时谨慎地剥离骨膜，最终有利于髋臼截骨块的再定位，而不会对 Schanz

螺钉施加太大的压力。髋臼重新定位使股骨头得到充分的覆盖。

两种手术的总时间为 4 : 05 h（2 : 15h 和 1 : 15h）。术后 3 天内坐骨神经逐步拉伸。第 2 天要输 2U 的血。住院 12 天，扶拐 5 个月。

在 15.5 岁时，髋关节参数在正常范围内（图 15.13H），与术前髋臼形态相比，髋臼内轮廓未发生改变，髋臼内侧未扩大，也没有髋臼后倾，这些形态提示无生长板坐骨部分显著的损伤。

髋关节无疼痛，ROM 和外展肌力量几乎对称。下肢长度相差 2 cm，穿上 1.5 cm 的增高垫，

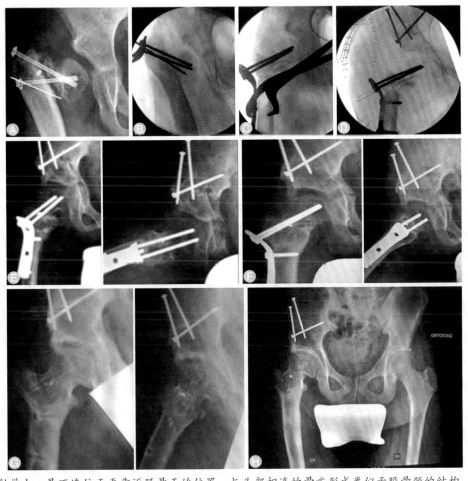

图 15.13　A. 放射学上，骨不连位于更靠近股骨干的位置，与头部相连的骨痂形成类似于股骨颈的结构。颈干角度约为 50°。股骨头骨骺无坏死，和发育不良髋臼匹配。Wiberg CE 角略为负。笔者计划在一次麻醉中同时进行外翻截骨和髋臼矫正。螺钉或"T"形钢板被认为是最佳的固定方案，并可根据个体进行选择。上次手术的近端螺钉作为连接粗隆和股骨头的中轴（图 15.13D）。因此，它的通道可用于固定在头颈部骨块钢板螺钉的引导。截骨水平计划从螺钉头远端开始，并到股骨头正下方（连续白线）。术中内收透视显示外展肌的拉伸能力可使外翻矫正超过 60°。透视也显示该位置无股骨头半脱位的趋势。最大外展时的透视显示，在股骨矫正前实现充分的髋臼方向调整是至关重要的。这两个信息都有助于决定在股骨侧开始手术；B. 将 3.5 mm 带有 3 孔干部螺钉的"T"形钢板折弯以允许外翻 60°，测试与钢板和螺钉的临时应用。下一步是标记截骨的方向，从远端螺钉孔水平的外侧皮质开始，在透视下放置克氏针确定内侧出针点（也见图 15.13A 中的连续白线）；C. 截骨和骨膜桥分离完成后，通过牢牢地拧紧 2 枚螺钉将预弯的"T"形钢板固定在近端骨块上。与其将近端骨块向上倾斜，更安全的方法是将股骨向钢板轴方向外展。坐骨神经处于持续地观察和手动控制下。在股骨干处缩短以允许矫正是不必要的。由于透视显示近端骨块上翘欠佳，再次取出钢板并重新折弯获得另一个 10°～15° 矫正。不屈曲髋关节，坐骨神经不会过度牵拉。当膝关节弯曲时完全放松，股骨前倾由股骨颈螺钉的方向控制。钢板轴上的 2 枚螺钉可在股骨近端获得足够的固定；D. 最后的 X 线检查显示，颈干角约为 120°，充分矫正；E. 6 周后的结果显示骨不连和截骨开始稳固；F. 3 年后，三角骨骺生长板仍然开放。由于钢板上缘有部分突出和疼痛，因此取出钢板和螺钉。髋臼窝的没有异常的发展；G. 5 岁时，生长板闭合，但髋臼窝保持不变，显示两个平面都有良好的容纳；H. 在 15.5 岁时（术后 6.5 年）达到关节成型的最后阶段

步态是正常的。到目前为止，还不需要手术来恢复下肢长度，患者有正常的生活，有适度的休闲运动。

## 四、结论

极度多样化的髋关节病理形态证明关节内和近关节手术的矫正能力，使髋关节进一步正常生长发育，并挽救青少年髋关节的不适和快速退变。长期的经验证明在 10 岁或 10 岁以上的患者髋关节周围穿越生长板截骨不是禁忌证。这类手术的关键是需要精确了解髋关节和骨盆的血管供应。术前仔细评估可增加手术结果的可预测性。为了作出精确的决策，成像不仅应该包括标准的 X 线片，先进的 MRI 和 CT 也是必不可少的工具。术前规划是必须的，通常以 3D 模型为基础，对手术操作的各个步骤进行模拟。

尽管如此，作出最终决定可能是困难的，尤其是当解剖变异过于极端的时候；年龄、患者期望及社会环境等其他因素对手术决策也可能发挥重要作用。永远不能完全排除失败的可能性，各种并发症的可能性必须在术前告知患者。目前的外科技术仍在不断改进。一个明显的例子是髋臼周围截骨术，它从一个相当漫长的手术变成了一个侵入性较小，并可预测的手术，且出血量很少。经验是获得满意结果的另一个关键因素，而经验来自持续的训练和足够的手术量，换句话说，这种手术应该仅限于在专门的中心进行。

郭建斌，许鹏 译

## 参考文献

（遵从原版图书著录格式及出现顺序）

[1]   Ganz R, Klaue K, Vinh TS, Mast JW. A new periace- tabular osteotomy for the treatment of hip dysplasias. Technique and preliminary results. Clin Orthop Relat Res. 1988;232:26–36.

[2]   Beck M, Leunig M, Ellis T, et al. The acetabular blood supply: implications for periacetabular osteotomies. Surg Radiol Anat SRA. 2003;25:361–7. https://doi. org/10.1007/s00276-003-0149-3.

[3]   Kalhor M, Beck M, Huff TW, Ganz R. Capsular and pericapsular contributions to acetabular and femoral head perfusion. J Bone Joint Surg Am. 2009;91:409– 18. https://doi.org/10.2106/JBJS. G.01679.

[4]   Hempfing A, Leunig M, Nötzli HP, et al. Acetabular blood flow during Bernese periacetabular osteotomy: an intraoperative study using laser doppler flowm- etry. J Orthop Res. 2003;21:1145–50. https://doi. org/10.1016/S0736-0266(03)00083-4.

[5]   Kalhor M, Gharehdaghi J, Leunig M, et al. Surgical anatomy of the rectus sparing approach for PAO. A cadaveric study. JBJS Essential Surgical Techniques; 2021.

[6]   Wells J, Schoenecker P, Duncan S, et al. Intermediate- term hip survivorship and patient-reported outcomes of periacetabular osteotomy: the Washington Uni- versity experience. J Bone Joint Surg Am. 2018;100: 218–25. https://doi.org/10.2106/JBJS.17.00337.

[7]   Leunig M, Siebenrock KA, Ganz R. Rationale of peri- acetabular osteotomy and background work. JBJS. 2001;83:438.

[8]   Kalhor M, Collado D, Leunig M, et al. Recommen- dations to reduce risk of nerve injury during bernese periacetabular osteotomy (PAO). JBJS Essent Surg Tech. 2017;7:e34. https://doi. org/10.2106/JBJS.ST. 17.00017.

[9]   MEM MEDIA Foundation. Kursorganisation und Videoproduktion. https://www.memmedia.ch/de/ home. Accessed 22 Jan 2021.

[10]  Trousdale RT, Ganz R. Posttraumatic acetabular dys- plasia. Clin Orthop Relat Res. 1994:124–32.

[11]  Dora C, Zurbach J, Hersche O, Ganz R. Pathomor- phologic characteristics of posttraumatic acetabular dysplasia. J Orthop Trauma. 2000;14:483–9. https:// doi. org/10.1097/00005131-200009000-00004.

[12] Blümel S, Leunig M, Turchetto L, Ganz R. Periace- tabular osteotomy before closure of the triradiate acetabular growth plate. In preparation.

[13] Gautier E, Ganz K, Krügel N, et al. Anatomy of the medial femoral circumflex artery and its surgical implications. J Bone Joint Surg Br. 2000;82:679–83. https://doi.org/10.1302/0301-620x.82b5.10426.

[14] Ganz R, Gill TJ, Gautier E, et al. Surgical dislocation of the adult hip. A technique with full access to the femoral head and acetabulum without the risk of avas- cular necrosis. J Bone Joint Surg Br. 2001;83:1119– 24. https://doi. org/10.1302/0301-620x.83b8.11964.

[15] Ganz R, Huff TW, Leunig M. Extended retinacular soft-tissue flap for intra-articular hip surgery: surgical technique, indications, and results of application. Instr Course Lect. 2009;58:241–55.

[16] Sink EL, Beaulé PE, Sucato D, et al. Multicenter study of complications following surgical dislocation of the hip. J Bone Joint Surg Am. 2011;93:1132–6. https://doi.org/10.2106/JBJS. J.00794.

[17] Beck M, Leunig M, Parvizi J, et al. Anterior femo- roacetabular impingement: part II. Midterm results of surgical treatment. Clin Orthop Relat Res. 2004;418:67–73.

[18] Ganz R, Parvizi J, Beck M, et al. Femoroacetabular impingement: a cause for osteoarthritis of the hip. Clin Orthop Relat Res. 2003;417:112–20. https://doi. org/10.1097/01.blo.0000096804.78689.c2.

[19] Hasler CC, Morscher EW. Femoral neck lengthening osteotomy after growth disturbance of the proximal femur. J Pediatr Orthop B. 1999;8:271–5.

[20] Albers CE, Steppacher SD, Schwab JM, et al. Rela- tive femoral neck lengthening improves pain and hip function in proximal femoral deformities with a high-riding trochanter. Clin Orthop Relat Res. 2015;473:1378–87. https://doi.org/10.1007/ s11999- 014-4032-9.

[21] Dunn DM. The treatment of adolescent slipping of the upper femoral epiphysis. J Bone Joint Surg Br. 1964;46:621–9.

[22] Leunig M, Casillas MM, Hamlet M, et al. Slipped capital femoral epiphysis: early

mechanical damage to the acetabular cartilage by a prominent femoral metaphysis. Acta Orthop Scand. 2000;71:370–5. https://doi. org/10.1080/000164700317393367.

[23] Ziebarth K, Leunig M, Slongo T, et al. Slipped capi- tal femoral epiphysis: relevant pathophysiological findings with open surgery. Clin Orthop Relat Res. 2013;471:2156–62. https://doi.org/10.1007/s11999- 013-2818-9.

[24] Rego P, Mascarenhas V, Mafra I, et al. Femoral neck osteotomy in skeletally mature patients: surgical tech- nique and midterm results. Int Orthop. 2021;45:83– 94. https://doi.org/10.1007/ s00264-020-04822-4.

[25] Sevitt S, Thompson RG. The distribution and anasto- moses of arteries supplying the head and neck of the femur. J Bone Joint Surg Br. 1965;47:560–73.

[26] Siebenrock KA, Anwander H, Zurmühle CA, et al. Head reduction osteotomy with additional contain-ment surgery improves sphericity and containment and reduces pain in Legg-Calvé-Perthes disease. Clin Orthop Relat Res 2015;473:1274–83. https://doi. org/10.1007/ s11999-014-4048-1.

[27] Clohisy JC, Pascual-Garrido C, Duncan S, et al. Concurrent femoral head reduction and periacetabu- lar osteotomies for the treatment of severe femoral head deformities. Bone Joint J. 2018;100-B:1551–8. https://doi. org/10.1302/0301-620X.100B12.BJJ- 2018-0030. R3.

[28] Fürnstahl P, Lanfranco S, Leunig M, Ganz R. Com- puter simulation and jig cutting of femoral head reduction osteotomy in severe Perthes' deformities. Br Editor Soc Bone Joint Surg. 2018:81–1.

[29] Ganz R, Slongo T, Turchetto L, et al. The lesser tro- chanter as a cause of hip impingement: pathophysi- ology and treatment options. Hip Int. 2013;23(Suppl 9):S35–41. https://doi. org/10.5301/hipint.5000063.

[30] Aprato A, Leunig M, Massé A, et al. Instability of the hip after anatomical re-alignment in patients with a slipped capital femoral epiphysis. Bone Joint J. 2017;99-B:16–21. https://doi. org/10.1302/0301- 620X.99B1.BJJ-2016-0575.

[31]  Elzohairy MM, Khairy HM. Fixation of intertro-chanteric valgus osteotomy with T plate in treatment of developmental coxa vara. Clin Orthop Surg. 2016;8:310–5. https://doi.org/10.4055/cios.2016. 8.3.310.

[32]  Ganz R, Horowitz K, Leunig M. Algorithm for femo- ral and periacetabular osteotomies in complex hip deformities. Clin Orthop Relat Res. 2010;468:3168– 80. https://doi.org/10.1007/s11999-010-1489-z.